SCHÉMAS DE TRAVAUX PRATIQUES

ANATOMIE

Fascicule 1

ANATOMIE

SCHÉMAS DE TRAVAUX PRATIQUES

Georges OLIVIER

1 OSTÉOLOGIE ARTHROLOGIE

Le squelette appendiculaire

VIGOT

Chez le même éditeur :

Collection SCHÉMAS DE TRAVAUX PRATIQUES D'ANATOMIE

Georges OLIVIER - *Schémas de travaux pratiques, Ostéologie et Arthrologie*

1. *Le Squelette appendiculaire*
2. *Le Squelette axial*

Claude LIBERSA - *Schémas de travaux pratiques, Myologie, Angéiologie, Névrologie, Topographie*

3. *Le Membre supérieur*
4. *Le Membre inférieur*

Robert DEPREUX - *Schémas de travaux pratiques, Myologie, Angéiologie, Névrologie*

5. *Les Parois du tronc*
6. *La Cavité thoracique, son contenu*

Dépôt légal : juillet 2006 - ISBN 978-2-7114-0690-6
Imprimé en France par Chirat en mai 2008

Table des matières

Comment faire les travaux pratiques d'Ostéologie

(Introduction à lire)

Le but de ces travaux pratiques est de donner à l'étudiant un contact visuel et manuel avec les os. En complément d'une étude livresque, il faut identifier les parties et apprendre les noms avec les formes. Ultérieurement viendra la connaissance de la fonction et de la raison d'être.

Le travail de l'étudiant est le suivant:

1. La première chose est de savoir à quel os on a affaire, et plus particulièrement si c'est un os gauche ou un os droit. Par convention, les livres figurent toujours le côté droit, et ce fascicule n'y fera pas exception. Le côté gauche paraît comme vu dans un miroir, car il est symétrique du côté droit par rapport à l'axe médian du corps. Bien des os que l'étudiant aura en main seront des gauches: il sera indiqué comment faire la reconnaissance et la mise en place.

2. Ensuite on remarque la variabilité des os: il n'en est pas deux qui soient semblables. Le second travail consistera à dessiner l'os donné, en notant bien ses particularités individuelles: profondeur d'une gouttière, absence d'un tubercule, etc... Il ne s'agit pas d'un dessin artistique, mais d'une figure destinée à exercer les qualités d'observation: on peut faire un bon travail en sachant mal dessiner.

3. Enfin, après avoir figuré l'os sous toutes ses faces possibles, il faut placer tout autour des légendes indiquant les noms des différentes parties: il y en a peu, mais l'usage fait souvent confondre les vraies désignations avec des qualificatifs. Comme les formes anatomiques sont souvent imprécises, on les assimile par commodité à des formes géométriques: si bien qu'on décrit des cubes à 6 faces, des pyramides tronquées, etc., qui sont des formes illusoires, mais commodes pour apprendre.

De plus, la nomenclature anatomique vient d'être partiellement modifiée: les noms propres sont supprimés, et il faut apprendre deux termes dans certains cas (latéral et externe, médial et interne, etc...).

Si l'observation et le dessin ont été faits correctement, l'étudiant « sait son os » à la fin du travail pratique. Il n'a plus qu'à l'oublier et le ré-apprendre! Ces schémas seront utiles comme aide-mémoire, pour vérifier un nom ou un détail, sans avoir à amener aux Travaux Pratiques le Traité d'Anatomie que chacun doit avoir. Il faut colorier ces schémas: l'os en jaune, les ligaments en vert, les synoviales en rouge, les surfaces articulaires en violet, les muscles en marrons divers; ailleurs le rouge et le bleu seront réservés aux artères et veines, le jaune ou le noir aux nerfs.

Généralités sur les os

(Définitions à bien connaître)

On distingue 4 variétés de pièces squelettiques : les os courts, les os longs, les os plats et les os pneumatiques. Ils se différencient entre eux par la forme extérieure et par leur constitution interne.

Les os plats comportent 2 faces et des bords ; ils sont formés par 2 lames de tissu osseux compact, séparées ou non par un peu de tissu spongieux. Pour les os de la voûte du crâne, on désigne ces lames par les noms de *tables* (interne et externe) et le tissu spongieux intermédiaire : *diploé*.

Les os courts présentent des aspects très variables, qu'on assimile à des formes géométriques conventionnelles, pour les décrire plus aisément. Ils sont composés de tissu spongieux, recouvert d'une fine écorce de tissu compact : la *corticale*.

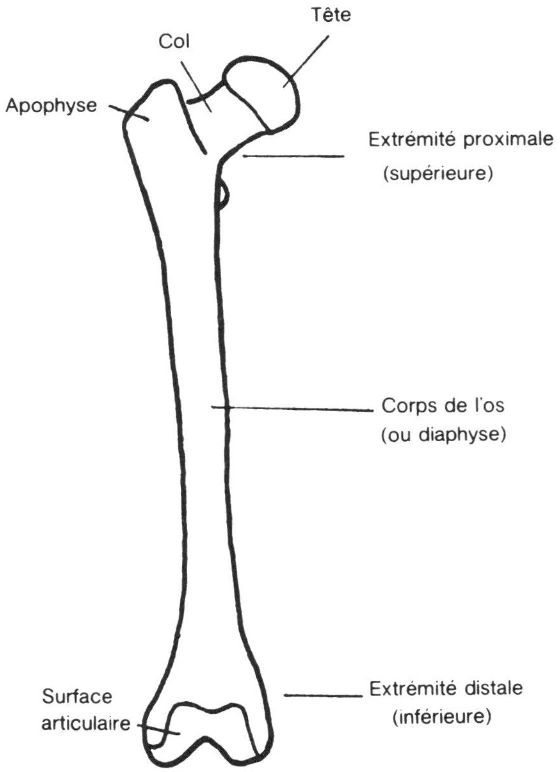

CONSTITUTION D'UN OS LONG

Les os longs sont constitués par un *corps*, ou fût osseux, et par deux *extrémités*. Ces dernières sont formées par du tissu spongieux, comme les os courts, et sont de forme aussi irrégulière que ceux-ci. Au contraire, le corps de l'os se présente comme un cylindre creux, à parois épaisses constituées par du tissu compact ; à l'intérieur se trouve la *cavité médullaire*, qui contient sur l'os frais la *moelle osseuse*, plus exactement la moelle jaune ; car dans les mailles du tissu spongieux des extrémités existe une autre variété de moelle, qu'on nomme la moelle rouge. La moelle osseuse est contenue dans l'os, mais a une fonction différente de celle de l'appareil locomoteur. Un autre caractère des os longs est de présenter deux points d'ossification secondaire, un à chaque extrémité, sans compter des points complémentaires en nombre variable. Un os qui paraît long, mais n'a qu'un seul point d'ossification secondaire (telle la clavicule) est dit *os allongé* (la cavité médullaire y est peu nette). Souvent on confond le corps de l'os avec la diaphyse, qui sera définie plus loin.

Les os pneumatiques comportent des cavités aériennes à leur intérieur (sans moelle osseuse) ; ces cavités sont entourées d'une coque d'os compact, ou corticale. Un même os peut comporter du tissu spongieux, des cavités pneumatiques et être plat par ailleurs.

ASPECT EXTERIEUR DES OS

Deux parties bien différentes se distinguent aisément :

— *Les surfaces articulaires,* qui sont lisses, planes ou courbes, recouvertes de cartilage à l'état frais, nettement limitées, siégeant aux extrémités sur les os longs ;

— *Les surfaces non articulaires,* rugueuses ou en continuité avec des zones rugueuses. Au niveau des os courts et des extrémités des os longs, ces parties non articulaires sont percées d'un grand nombre de petits orifices vasculaires, dont les plus gros sont pour des veines, les plus petits pour des artères ostéo-articulaires. Sur le corps des os longs, il y a beaucoup moins d'orifices, mais l'un d'eux est important : c'est le *trou nourricier,* qui livre passage à l'artère du même nom et se prolonge dans le tissu compact par un canal oblique qui chemine jusqu'au canal médullaire et à la moelle osseuse.

Tous les os sont recouverts d'une membrane plus ou moins adhérente, le *périoste,* qui s'interrompt au niveau des capsules articulaires ; il n'y a donc pas de périoste sur les surfaces articulaires, ni sur les parties osseuses adjacentes et intra-articulaires. Le périoste, qui disparaît sur l'os sec, contient de nombreux vaisseaux et une couche interne ostéogène : c'est un élément vital de l'os.

Sur les os, on distingue de nombreuses irrégularités ; selon leurs formes, on les appelle : empreinte, empreinte rugueuse, empreinte martelée, facette, fossette, fosse, sillon, gouttière, canal, cavité, rugosité, tubérosité, tubercule, éminence, épine, crête, ligne, éminence, bosse, etc... Une *apophyse* est une éminence particulièrement notable, correspondant d'ordinaire à un point d'ossification complémentaire.

ORIENTATION ET TERMINOLOGIE

Le *plan frontal* est un plan vertical passant par le front, donc transversal ; le *plan sagittal* est aussi vertical, mais antéro-postérieur ; il peut être médian ou para-médian.

Ce qui est orienté en dehors du plan sagittal médian du corps est dit *latéral ;* ce qui regarde vers ce plan est dit *médial.* Les termes d'interne et externe désignent ce qui regarde vers ou en dehors de l'axe vertical médian du corps ; souvent on confond ces mots avec médial et latéral, plus corrects.

S'il s'agit d'un os des membres, sa partie supérieure est dite *proximale,* sa partie inférieure étant *distale* pour le tronc, on emploie plutôt les adjectifs de *cranial* (en direction du crâne) et de *caudal* (direction inverse) ; de même, et toujours pour le tronc, est *ventral* ce qui est antérieur (côté du ventre), *dorsal* ce qui est postérieur.

Le squelette *axial* est celui qui est dans l'axe du corps (crâne et colonne vertébrale), le squelette *appendiculaire* est celui des appendices (membres et ceintures, scapulaire et pelvienne).

ARCHITECTURE INTERNE DES OS

On désigne ainsi l'anatomie intérieure des os, plus particulièrement de leurs parties spongieuses. Le tissu spongieux est formé de petites logettes contenant de la moelle rouge. Les parois de ces logettes sont des lamelles osseuses, unies les unes aux autres et souvent orientées suivant les lignes de force de l'os (traction, pression, transmission du poids). En règle générale, les lamelles dessinent les travées

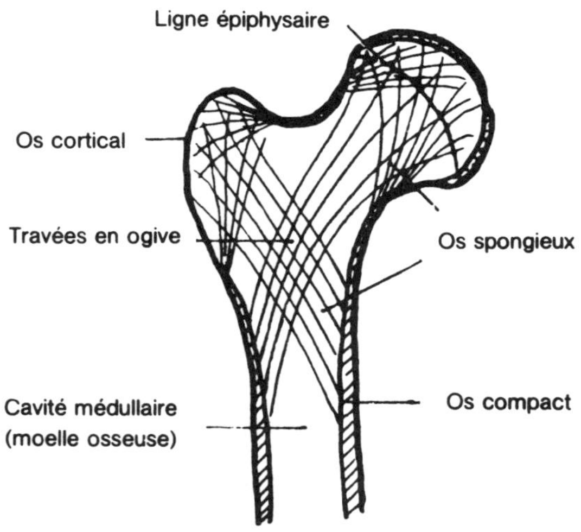

ARCHITECTURE INTERNE D'UN OS LONG

d'une *ogive* (ou d'une ogive renversée au niveau des extrémités inférieures); parfois cette disposition n'est visible que de face, ou que de profil. Sous les surfaces articulaires, les travées sont dirigées perpendiculairement au cartilage et paraissent prolonger celles de l'os voisin (transmission des pressions). Parfois les lamelles osseuses n'ont pas d'orientation nette (sous les tubercules et les apophyses par exemple). Souvent elles sont renforcées par des épaississements du tissu osseux, dans le tissu spongieux (ce sont les éperons) ou au niveau de la corticale (ce sont les contreforts). La nature de l'architecture interne conditionne en partie les traits de fracture. Ainsi la résorption sénile d'une partie des travées favorise les fractures chez les gens âgés.

MORPHOGENESE ET OSSIFICATION

Les os longs proviennent d'une maquette mésenchymateuse, à l'intérieur de laquelle apparaît un noyau cartilagineux central; en se développant, celui-ci refoule à la périphérie le mésenchyme, qui formera le périoste. Dans ce cartilage, se forme un *point primitif d'ossification,* dans lequel se creusera la future cavité médullaire. Puis il apparaît de l'os périphérique autour du corps de l'os, à partir du futur périoste (os périchondral), ainsi que deux *points d'ossification secondaires* dans le cartilage de chaque extrémité; ces derniers formeront des *épiphyses,* tandis que le point primitif et l'os endochondral donneront la *diaphyse.* (En pratique on confond souvent diaphyse et corps de l'os). Entre diaphyse et epiphyse existe alors un *cartilage épiphysaire,* ou cartilage de conjugaison, qui est fertile du côté diaphysaire; l'extrémité de la diaphyse est parfois appelée *métaphyse.* Un des deux cartilages épiphysaires est plus actif que l'autre: celui qui est près du genou ou loin du coude pour les os longs des membres. Des points d'ossification complémentaires apparaissent ensuite et se soudent à l'os à des dates variables. Quand la croissance est terminée, le cartilage épiphysaire s'ossifie peu à peu et laisse une trace radiologique longtemps visible sous forme d'une condensation osseuse linéaire.

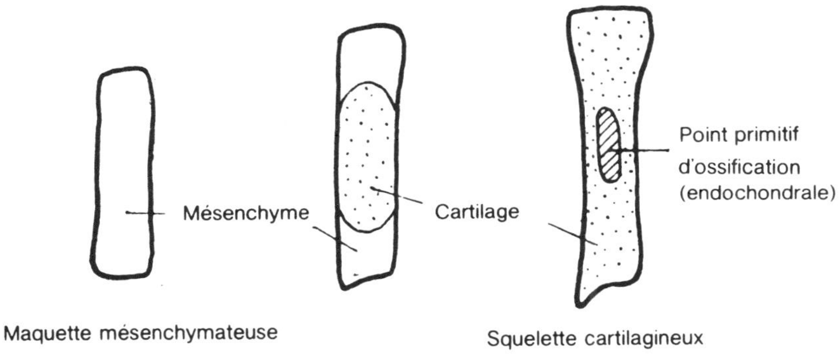

CHONDRIFICATION DU MESENCHYME

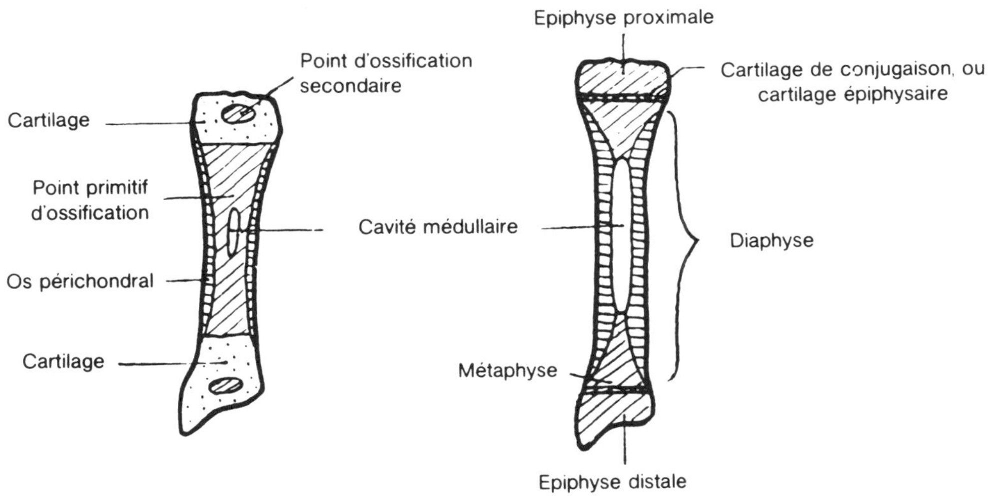

OSSIFICATION ENDOCHONDRALE (OU DU CARTILAGE)

Les os courts passent par les mêmes stades, mais n'ont au maximum qu'un centre d'ossification secondaire.

Les os plats s'ossifient comme les os courts, sauf lorsqu'il s'agit d'os de membrane (os de la voûte du crâne).

Les os pneumatiques se forment comme des os courts, mais leurs cavités internes apparaissent très tardivement, au cours de l'enfance.

Les os de membrane (clavicule, mandibule, os de la voûte du crâne) sont des os dont le stade cartilagineux est sauté, ou bien qui ont un cartilage inducteur autour duquel se fait l'ossification (et non à l'intérieur).

VASCULARISATION

Les os longs tirent leur vascularisation de 3 sources :

1° *L'artère nourricière* se divise dans la cavité médullaire en une branche ascendante et une branche descendante ; celles-ci se ramifient dans la moelle osseuse et vascularisent le tiers interne du tissu compact.

2° *Les artères périostées,* fines et nombreuses, pénètrent à la périphérie du corps de l'os par des orifices nourriciers de second ordre ; elles se résolvent dans le système des canaux de Havers et vascularisent les 2/3 externes du tissu compact.

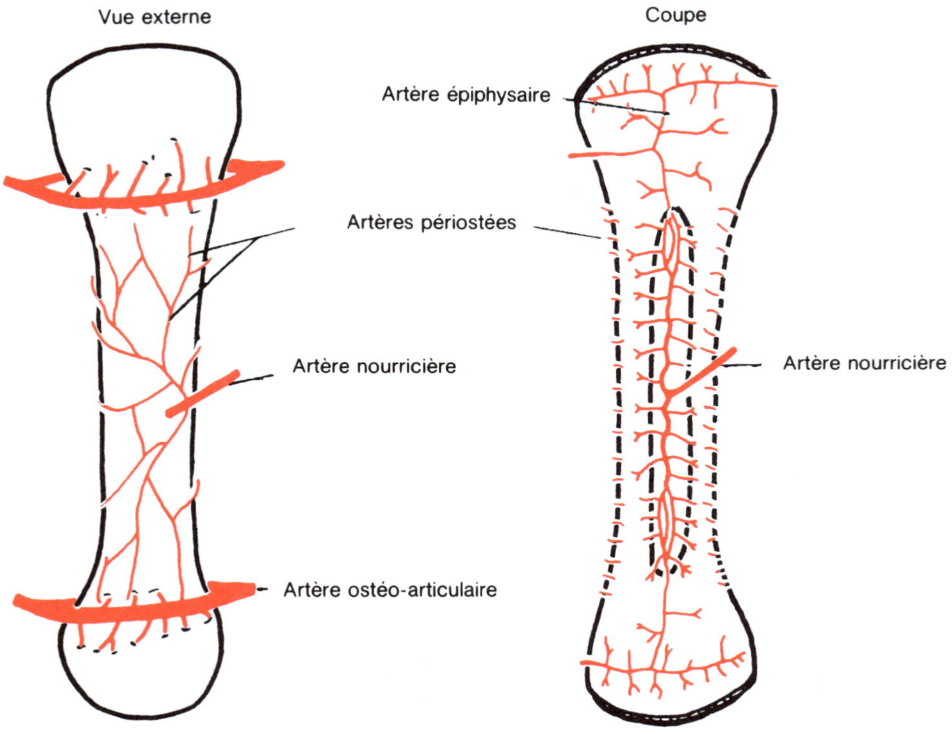

VASCULARISATION D'UN OS

3° *Les artères ostéo-articulaires* pénètrent dans les extrémités osseuses au niveau des insertions de la capsule et des ligaments ; elles vascularisent tout le tissu spongieux (et l'articulation).

Le cartilage de conjugaison ne reçoit pas de vaisseaux ; il forme une barrière entre le territoire diaphysaire (artères nourricière et périostées) et le territoire épiphysaire (artères ostéo-articulaires).

Des *veines* et des *nerfs* accompagnent les artères osseuses.

Généralités sur les articulations

On appelle *jointure* tout ce qui contribue à l'union de deux pièces squelettiques. Le terme d'*articulation* désigne de préférence les jointures mobiles, avec synoviale.

CLASSIFICATION. — Il y a 3 catégories d'articulations, ou jointures:

— les jointures fibreuses, ou synarthroses;
— les jointures cartilagineuses, ou amphiarthroses;
— les jointures synoviales, ou diarthroses, ou articulations proprement dites.

1. — JOINTURES FIBREUSES (OU SYNARTHROSES)

Ce sont des articulations *sans mobilité*, pour lesquelles il y a simplement contact entre les os (sans articulation au sens physiologique). Ce contact peut se faire:

— soit par l'intermédiaire d'un tissu fibreux très réduit, qui disparaît chez l'adulte: ce sont les *synfibroses*, ou *sutures*, que l'on observe au niveau des os de la voûte du crâne. Ces sutures peuvent être *planes* (par adossement simple des bords), *dentelées* avec engrènement des sutures, ou *écailleuses* (squameuses) à long biseau;

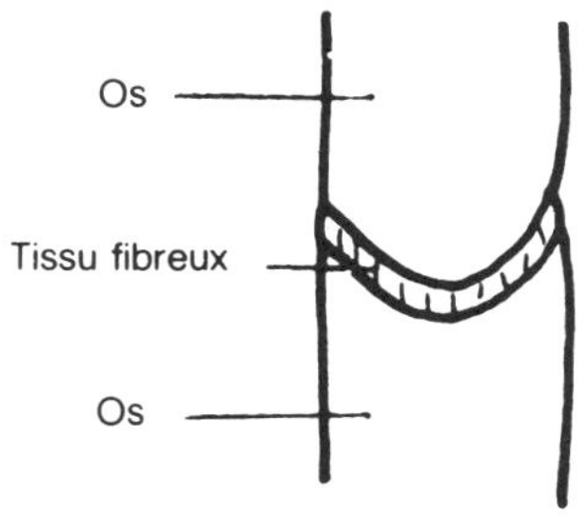

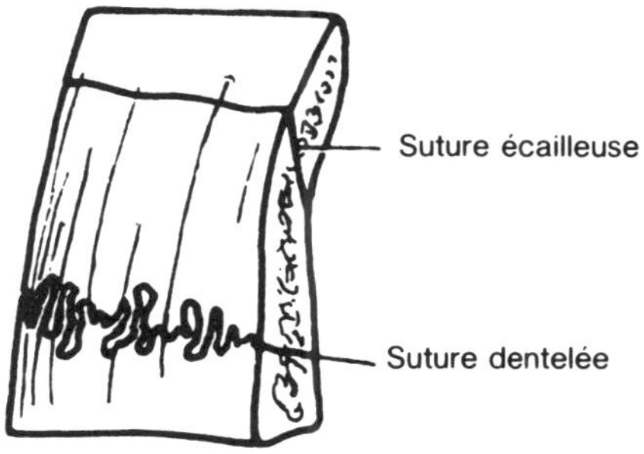

SUTURES (SYNFIBROSES)

— soit par l'intermédiaire d'un tissu fibreux plus important: ce sont les rares *syndesmoses*, par exemple la syndesmose tibio-fibularienne distale (ou articulation péronéo-tibiale inférieure). Un cas particulier est celui des articulations alvéolo-dentaires: les dents sont encastrées dans leurs alvéoles par des racines fichées comme des clous dans les mâchoires, avec cependant un peu de tissu fibreux interposé; on les nomme *gomphoses*.

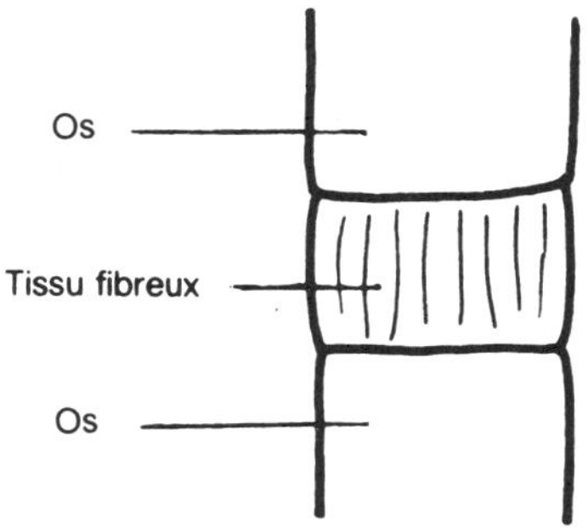

SYNDESMOSE

2. — JOINTURES CARTILAGINEUSES (OU AMPHIARTHROSES)

Ce sont des articulations *semi-mobiles*. Elles sont de 2 types, suivant que le contact des os se fait :

— soit par du cartilage seul *(synchondrose)*, comme c'est le cas pour certains os de la base du crâne dans le jeune âge ; ensuite ce cartilage s'ossifie et les deux os se soudent *(synostose)* ;

— soit par du cartilage sur chaque surface osseuse, mais aussi par un *ligament interosseux*, fibreux ou fibro-cartilagineux, interposé entre les deux cartilages : ce sont les *symphyses*, dont les types sont celles du pubis et des articulations entre les vertèbres.

Quand une ébauche de cavité articulaire se forme dans le ligament interosseux, on a une diarthro-amphiarthrose, c'est-à-dire un type intermédiaire ; c'est le cas de l'articulation sacro-iliaque.

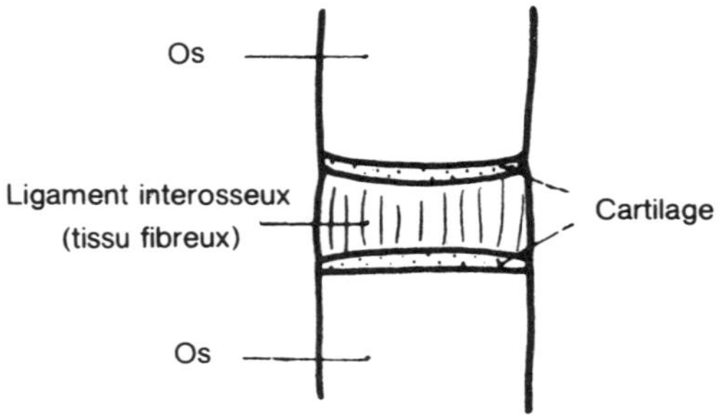

SYMPHYSE

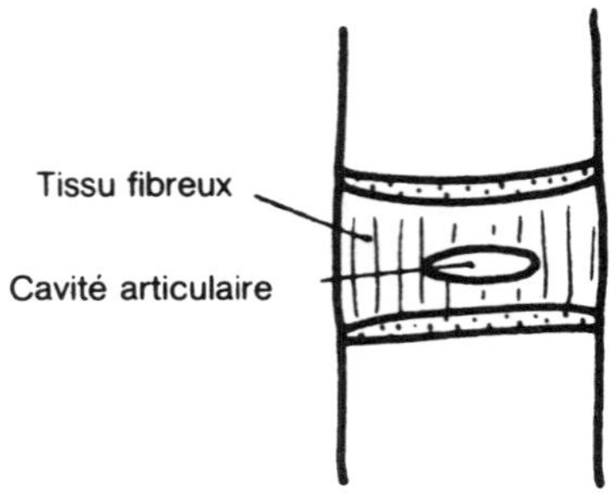

DIARTHRO-AMPHIARTHROSE

3. — JOINTURES SYNOVIALES (OU DIARTHROSES)

Ce sont les articulations proprement dites, *à grande mobilité* ; elles sont les plus courantes et doivent être bien connues. Elles se composent de :

a) *Surfaces articulaires*, osseuses, recouvertes d'une croûte de *cartilage articulaire* (ou cartilage de revêtement). On verra plus loin toutes les formes que peuvent prendre ces surfaces.

b) *Capsules fibreuses*, manchon inséré au voisinage du pourtour des surfaces articulaires.

c) *Membrane synoviale*, autre manchon inséré à la limite des cartilages, juste au pourtour, tapissant la face interne de la capsule et les parties osseuses intra-capsulaires non cartilagineuses. La synoviale peut présenter des plis, des franges et des culs-de-sacs, mais elle ne s'adosse jamais sur le cartilage. Elle est très vasculaire et sécrète le liquide nommé *synovie* qui est contenu dans la cavité articulaire. La pathologie des articulations est essentiellement celle des synoviales.

d) *Ligaments*, dont certains sont de simples épaississements de la capsule *(ligaments intrinsèques)* et d'autres en sont nettement isolés *(ligaments extrinsèques)*. Ces derniers peuvent être des ligaments à distance, ou au contraire des ligaments intra-articulaires.

En plus de ces formations constantes, on peut rencontrer :

e) Des *bourrelets* (labrums), fibro-cartilagineux, disposés à la périphérie des surfaces articulaires qu'ils rendent plus vastes et plus profondes ; ils ont une face encroûtée de cartilage.

f) Des *disques articulaires*, ou fibro-cartilages interarticulaires, fixés à la capsule et pénétrant dans la cavité articulaire, entre les deux surfaces dont ils épousent la forme ; leurs surfaces libres sont encroûtées de cartilage (donc non recouvertes de synoviale). L'exemple le plus typique est fourni par les ménisques du genou.

Suivant la forme des surfaces articulaires, on distingue :

— les *articulations planes* (ou arthrodies) ;
— les *articulations sphéroïdes* (ou énarthroses, ou cotyliennes), composées d'une sphère creuse et d'une sphère pleine, dont les mouvements passent tous par le centre commun de ces deux sphères ;

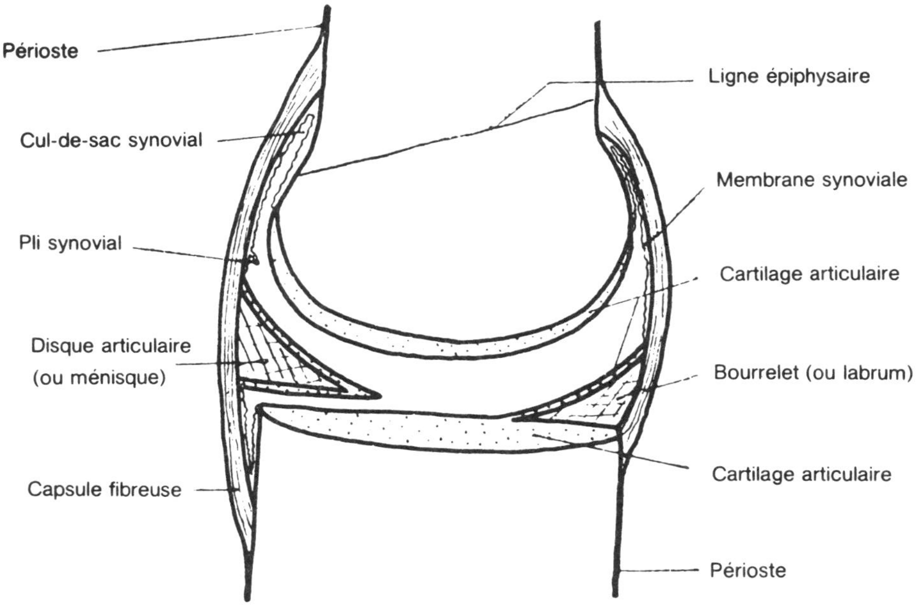

SCHEMA D'UNE ARTICULATION A SYNOVIALE, OU DIARTHROSE

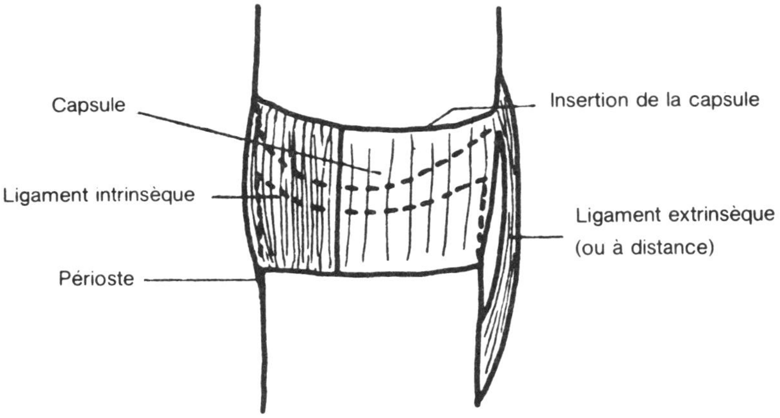

LES DEUX TYPES DE LIGAMENTS

— les *articulations condyliennes,* formées par des segments d'ellipsoïdes (convexe et concave emboîtés), permettant des mouvements très amples, en tous sens ;
— les *articulations « en selle »* (ou par emboîtement réciproque), formées par des surfaces articulaires concaves dans un sens, convexes dans l'autre ;
— les *ginglymes,* ou trochléennes, variétés des précédentes, où les surfaces ont la forme de poulies (l'une pleine, l'autre creuse), d'où des mouvements de rotation autour de l'axe transversal ;
— les *trochoïdes,* ou articulations à pivot, constituées par des surfaces en forme de segments de cylindre emboîtés, d'où des mouvements de rotation autour de l'axe du cylindre.

Parfois enfin on donne le nom compliqué de *syssarcoses* aux fausses articulations qui s'organisent entre les parties molles dans du tissu cellulaire lâché où peuvent se rencontrer des bourses séreuses simulant des synoviales : ce sont des *espaces de glissement* (exemple : l'articulation interscapulo-thoracique, entre les muscles périscapulaires et la cage thoracique).

Clavicule

Os long, ou mieux «allongé», car il n'a qu'un point d'ossification secondaire (les vrais os longs en ont deux). Il est contourné en S italique.

Mise en place:

mettre en dedans l'extrémité la plus massive,
en bas la face la plus irrégulière,
en dehors l'extrémité élargie et aplatie,
en avant la concavité proche de cette extrémité aplatie.

On sait alors si on a affaire à un os droit ou un os gauche.

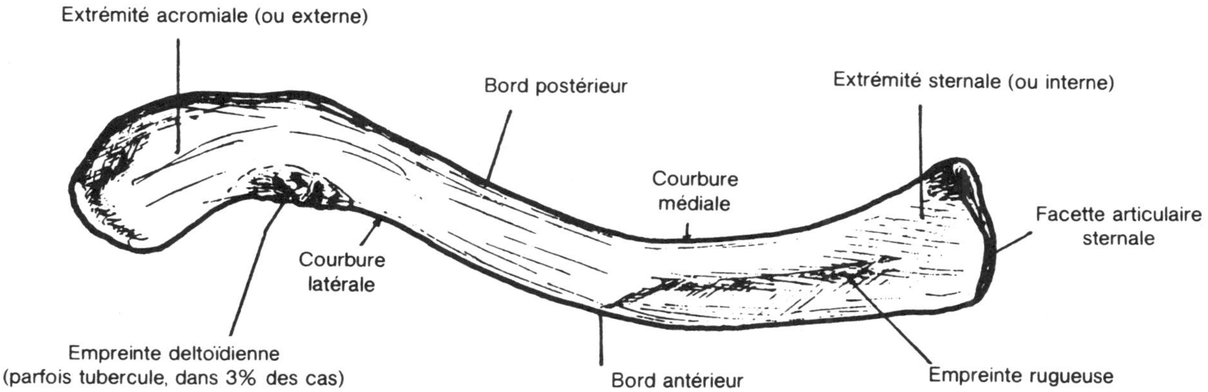

FACE SUPERIEURE

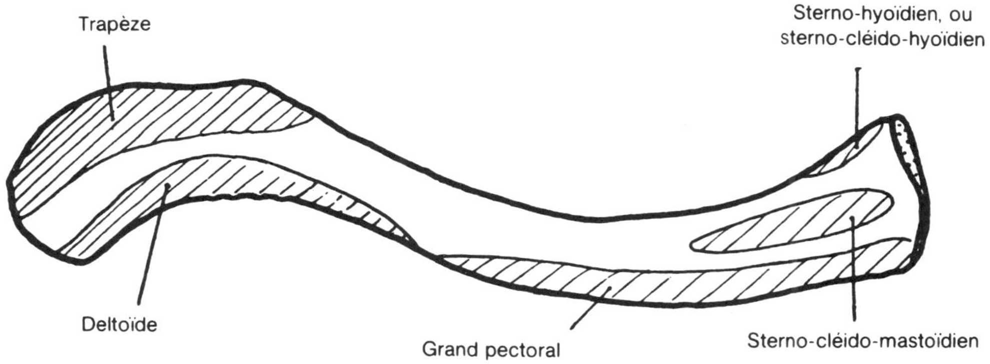

INSERTIONS MUSCULAIRES SUPERIEURES

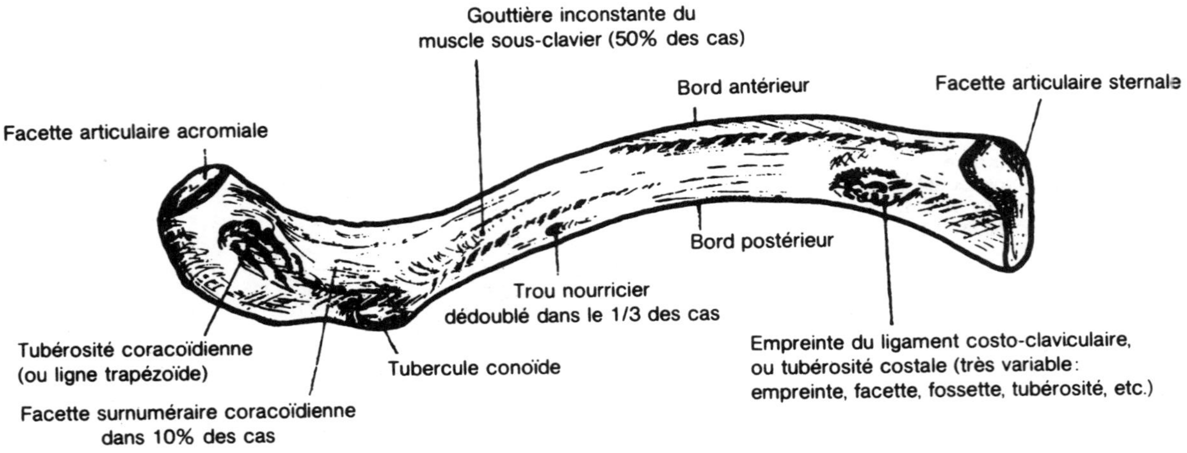

FACE INFERIEURE

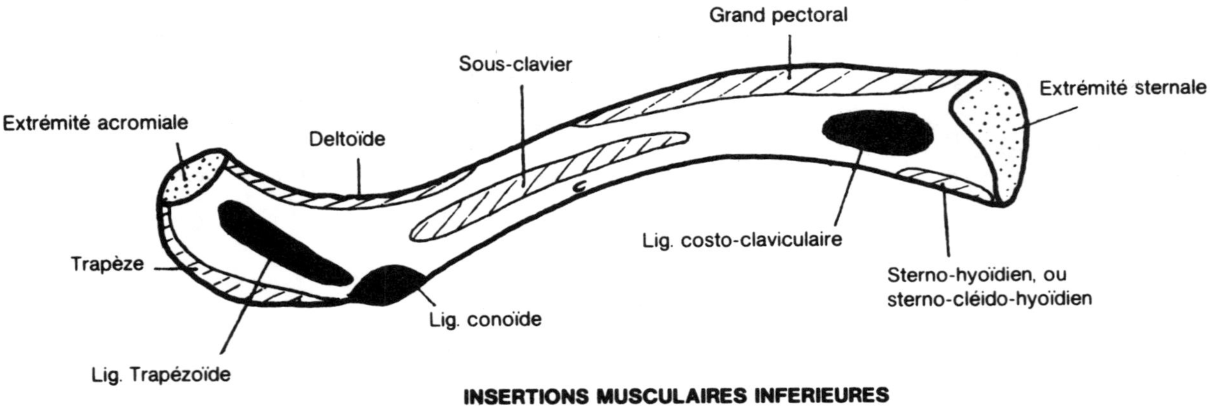

INSERTIONS MUSCULAIRES INFERIEURES

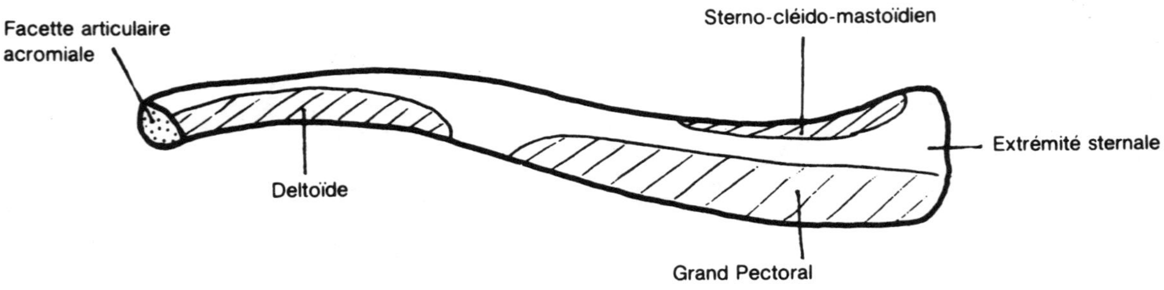

VUE ANTERIEURE

ARCHITECTURE INTERNE DE LA CLAVICULE (Coupe horizontale)

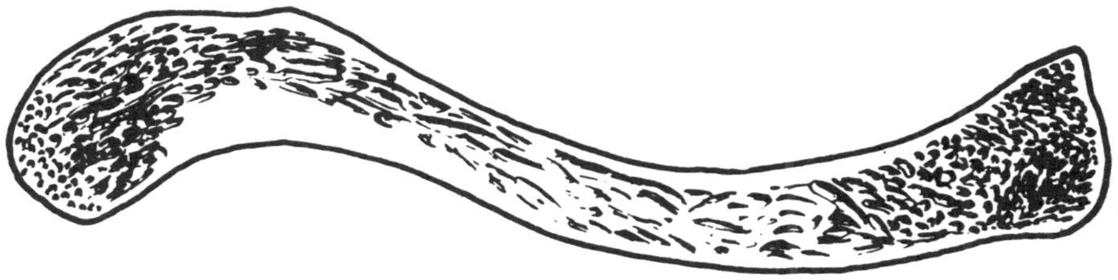

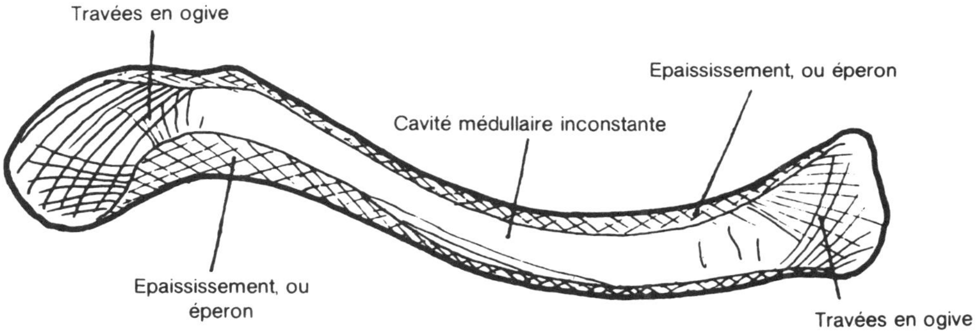

DIAGRAMME DE L'ARCHITECTURE INTERNE

– Diagramme de l'architecture interne, montrant la disposition ogivale aux extrémités et les épaississements de la corticale aux concavités (une ébauche de cavité médullaire peut se voir).

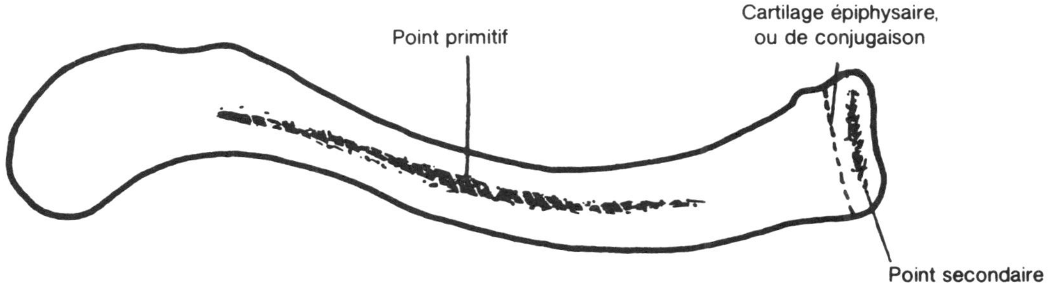

OSSIFICATION DE LA CLAVICULE

– Ossification de la clavicule : le point primitif (diaphysaire) apparaît vers le 45è jour de la vie embryonnaire ; il ouvre la marche de l'ossification ; le point secondaire (épiphysaire) se forme vers 18-19 ans à l'extrémité interne ; il ferme la marche de l'ossification ; il se soude vers 20-21 ans, permettant ainsi de déterminer l'âge chez un adulte jeune.

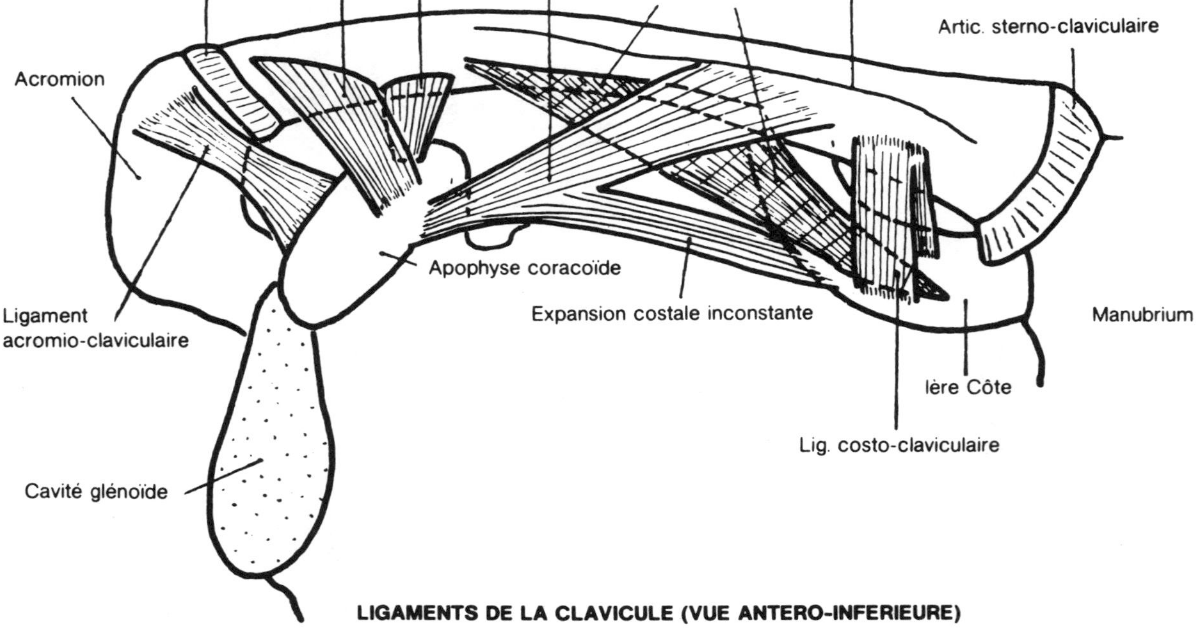

LIGAMENTS DE LA CLAVICULE (VUE ANTERO-INFERIEURE)

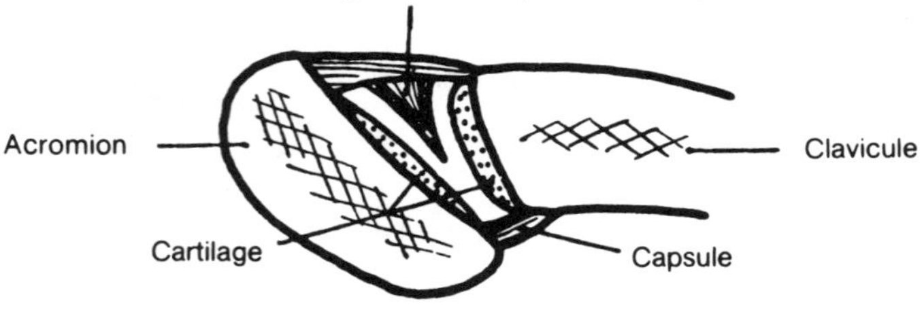

COUPE SCHEMATIQUE DE L'ARTICULATION ACROMIO-CLAVICULAIRE

Omoplate, ou scapulum

Os plat, triangulaire, articulé avec la clavicule et l'humérus, appliqué contre le thorax.
Mise en place:
mettre en avant la face concave, en haut le bord le plus court,
la partie articulaire indique le côté externe.
On sait alors si on a affaire à un os droit ou un os gauche.

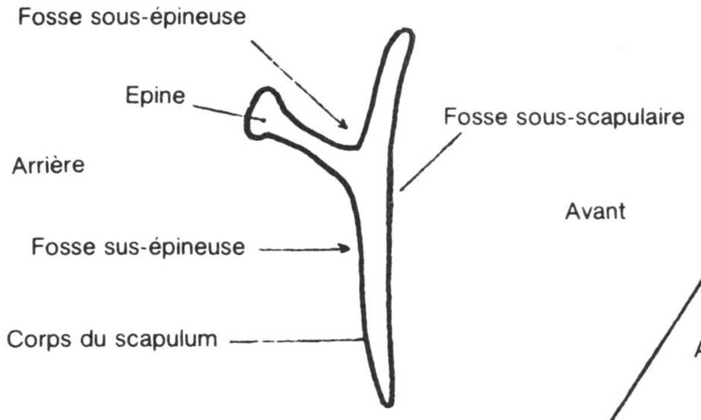

ELEMENTS CONSTITUTIFS DU SCAPULUM

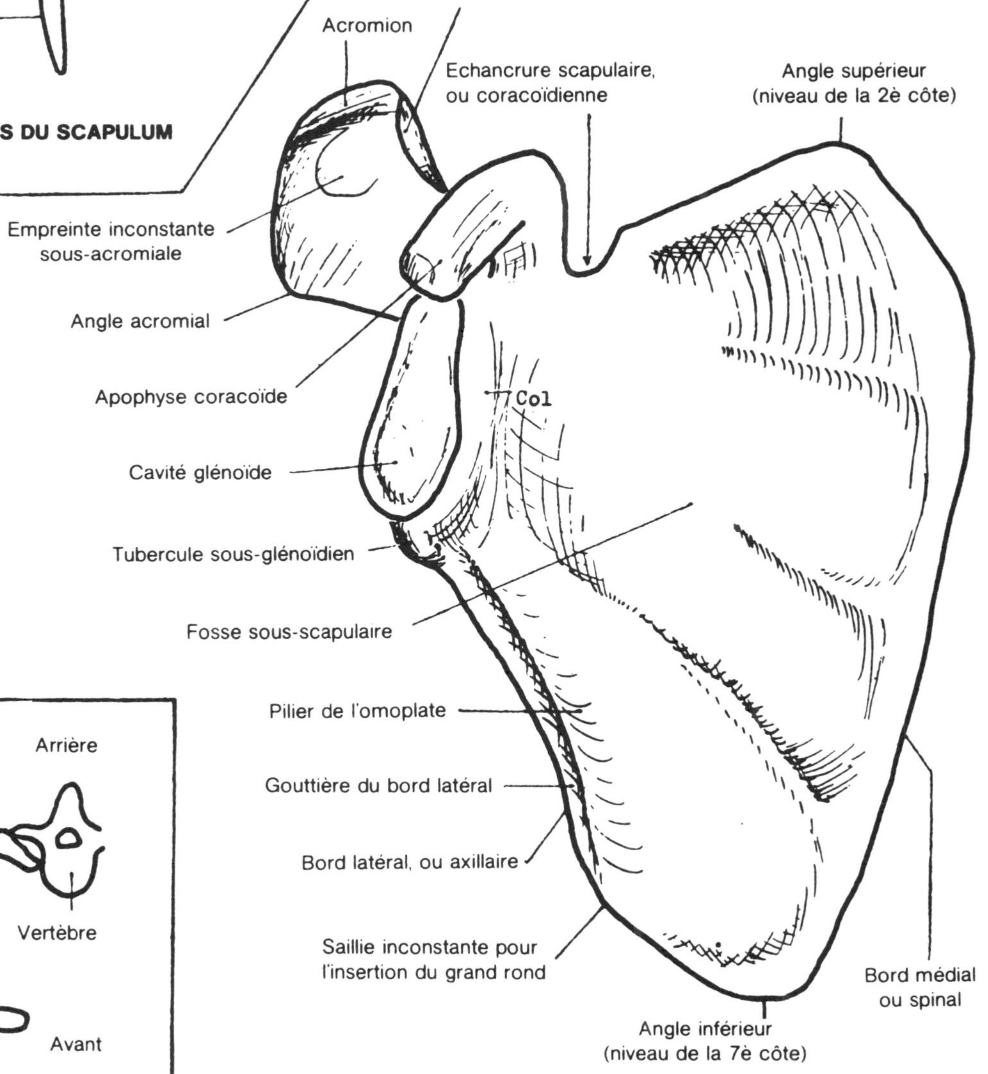

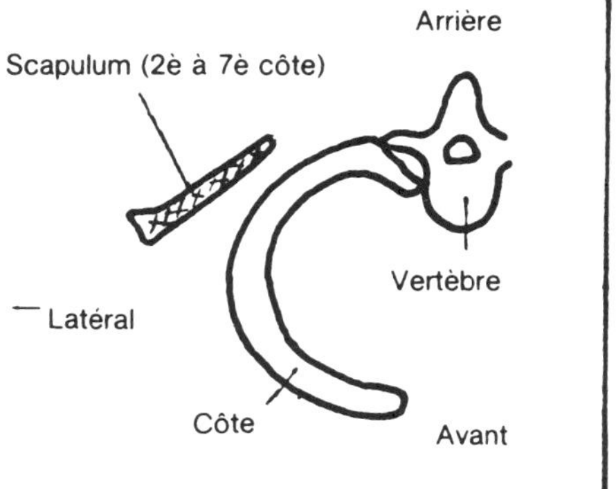

ORIENTATION DU SCAPULUM

FACE ANTERIEURE (COSTALE) DU SCAPULUM

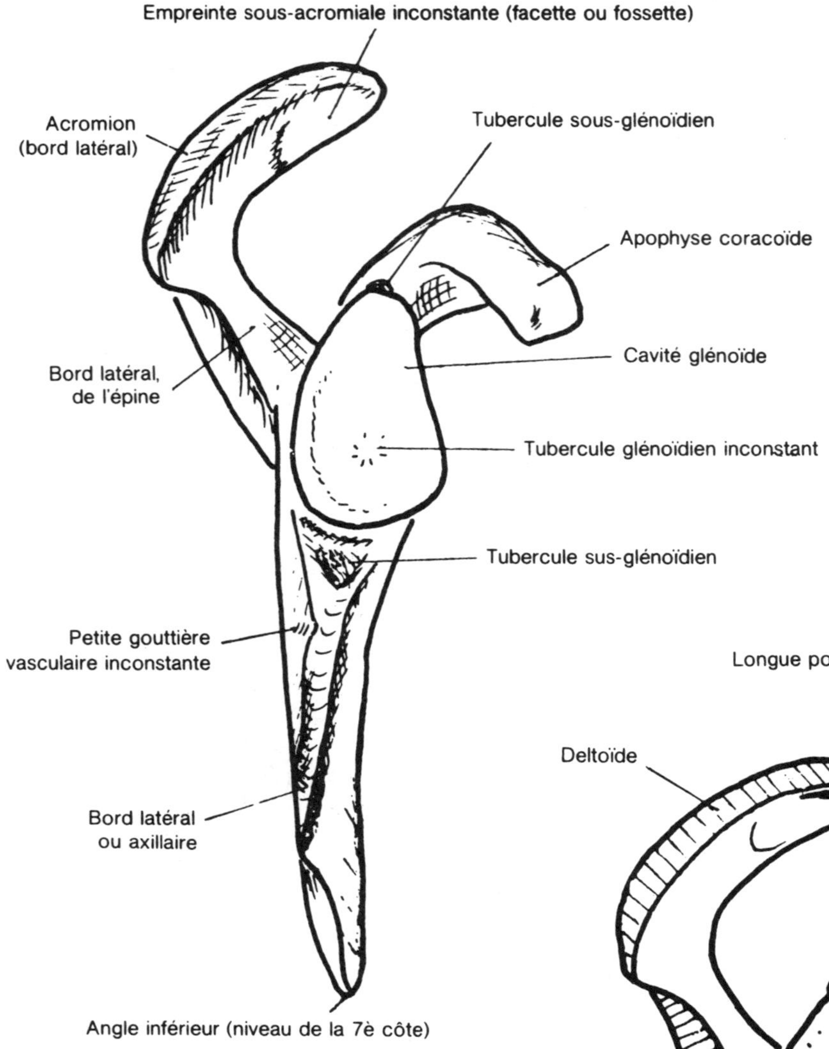

VUE LATERALE DU SCAPULUM

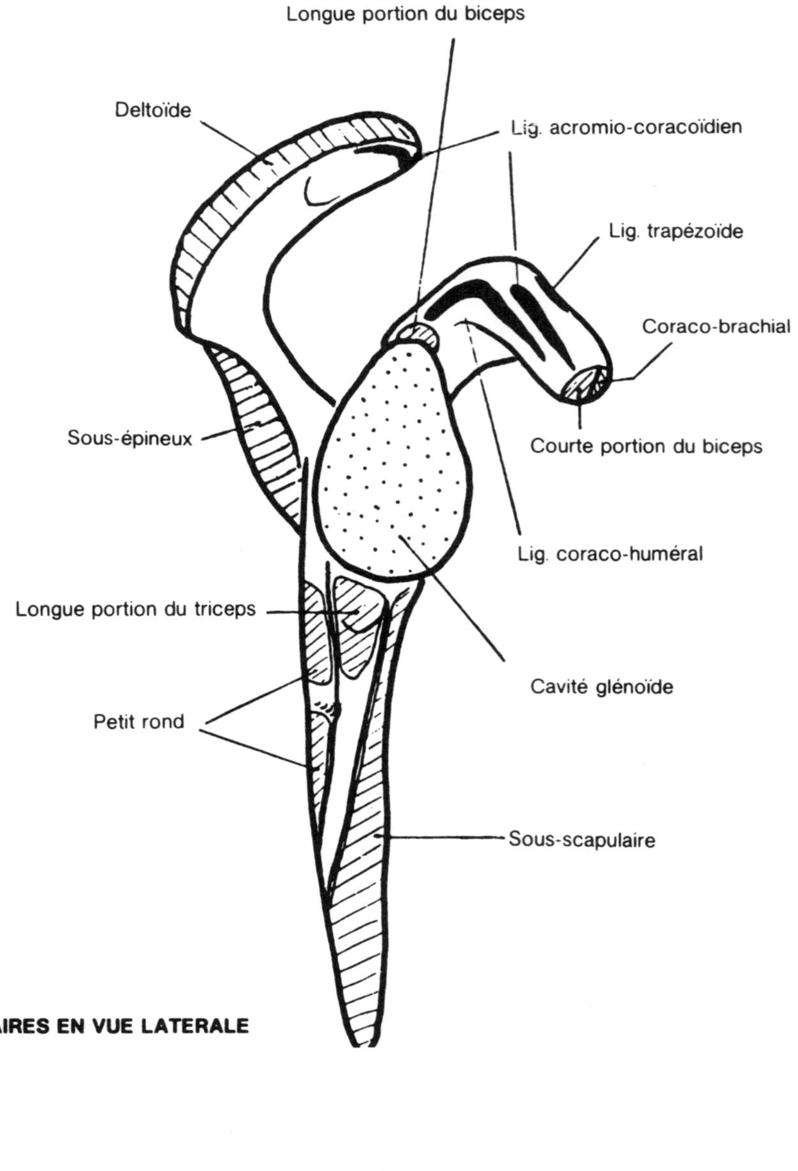

INSERTIONS MUSCULAIRES EN VUE LATERALE

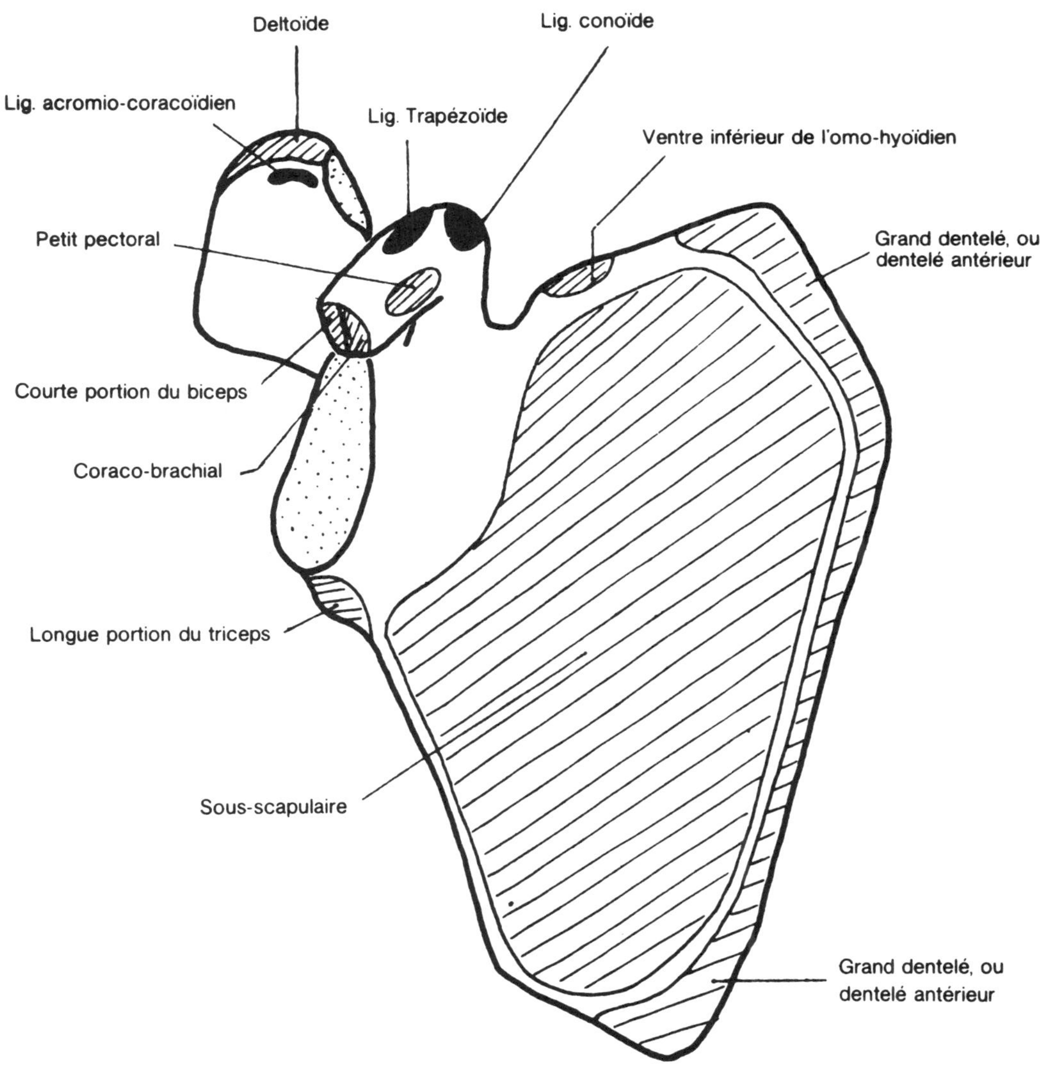

INSERTIONS MUSCULAIRES DE LA FACE ANTERIEURE

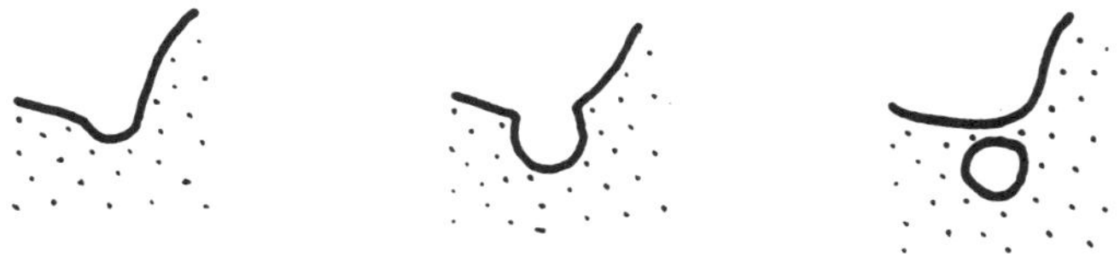

DIFFERENTS TYPES D'ECHANCRURE SCAPULAIRE (OU CORACOÏDIENNE)

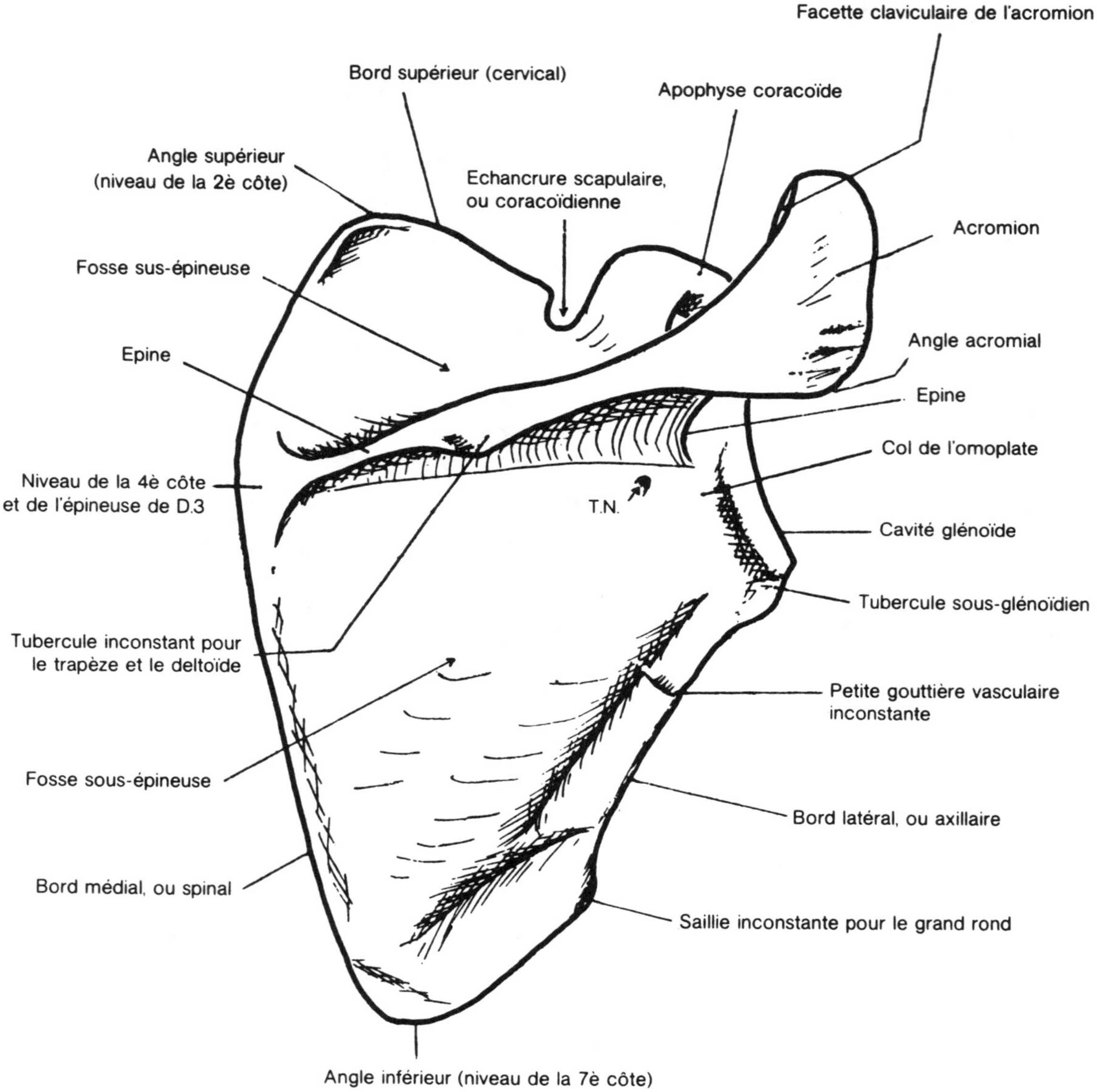

FACE POSTERIEURE (OU DORSALE)

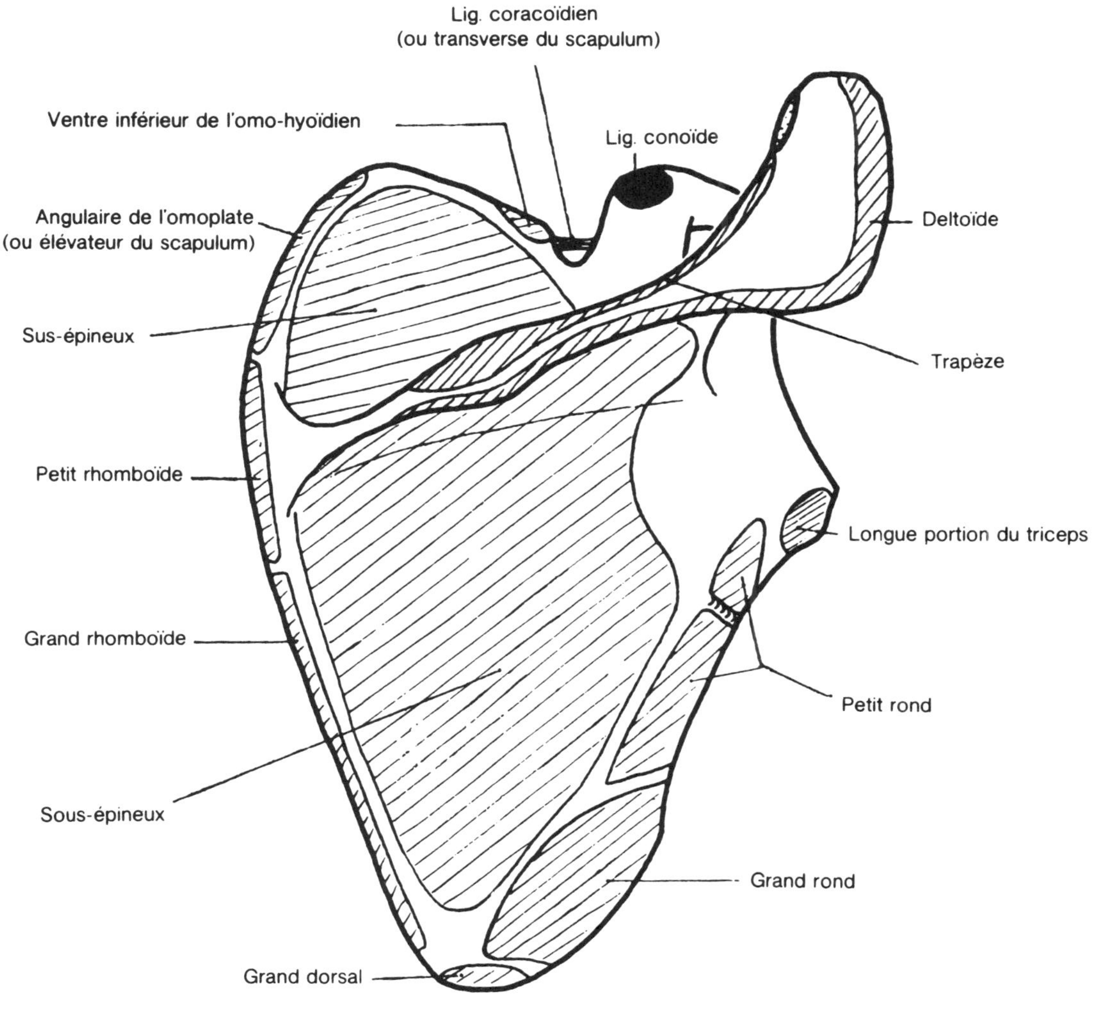

INSERTIONS MUSCULAIRES DE LA FACE DORSALE

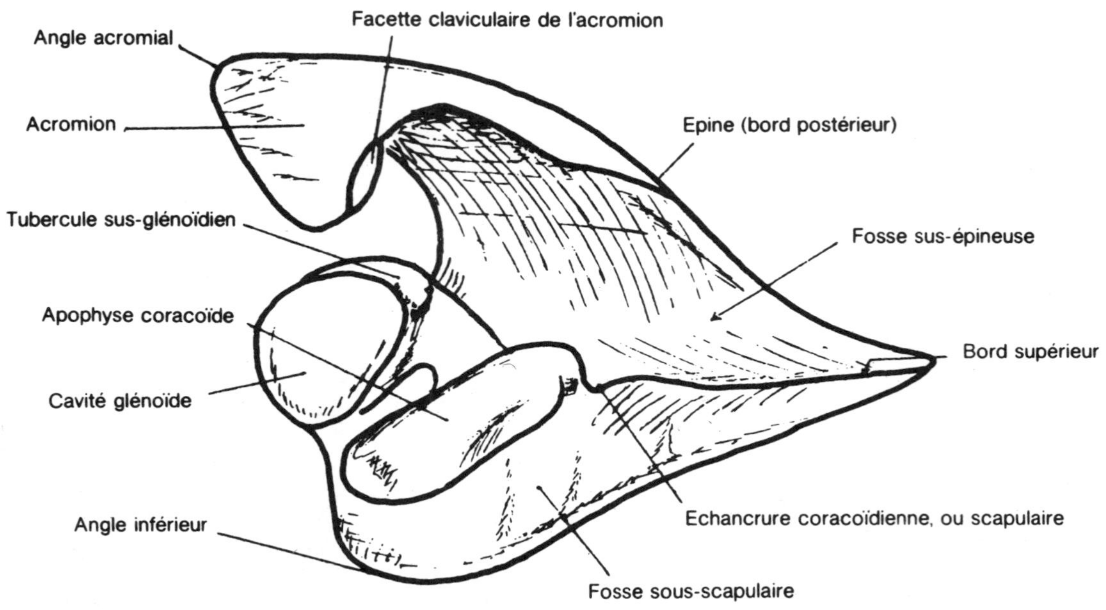

VUE SUPERIEURE DU SCAPULUM

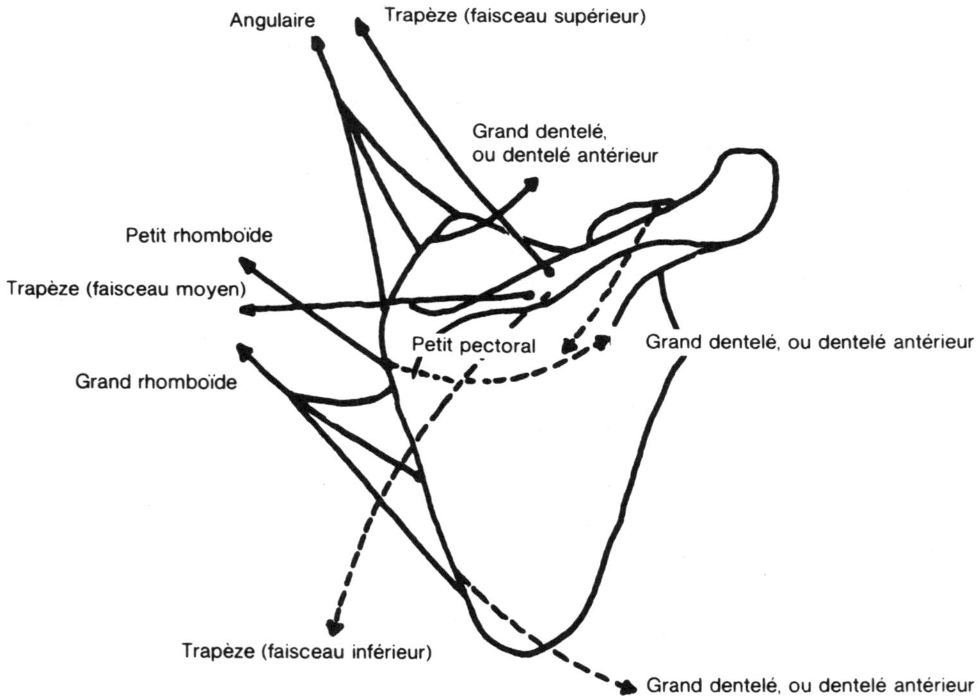

MOUVEMENTS DU SCAPULUM

Humérus

Mise en place:
orienter en haut et en dedans l'extrémité arrondie (tête)
la coulisse bicipitale indique le sens antérieur.

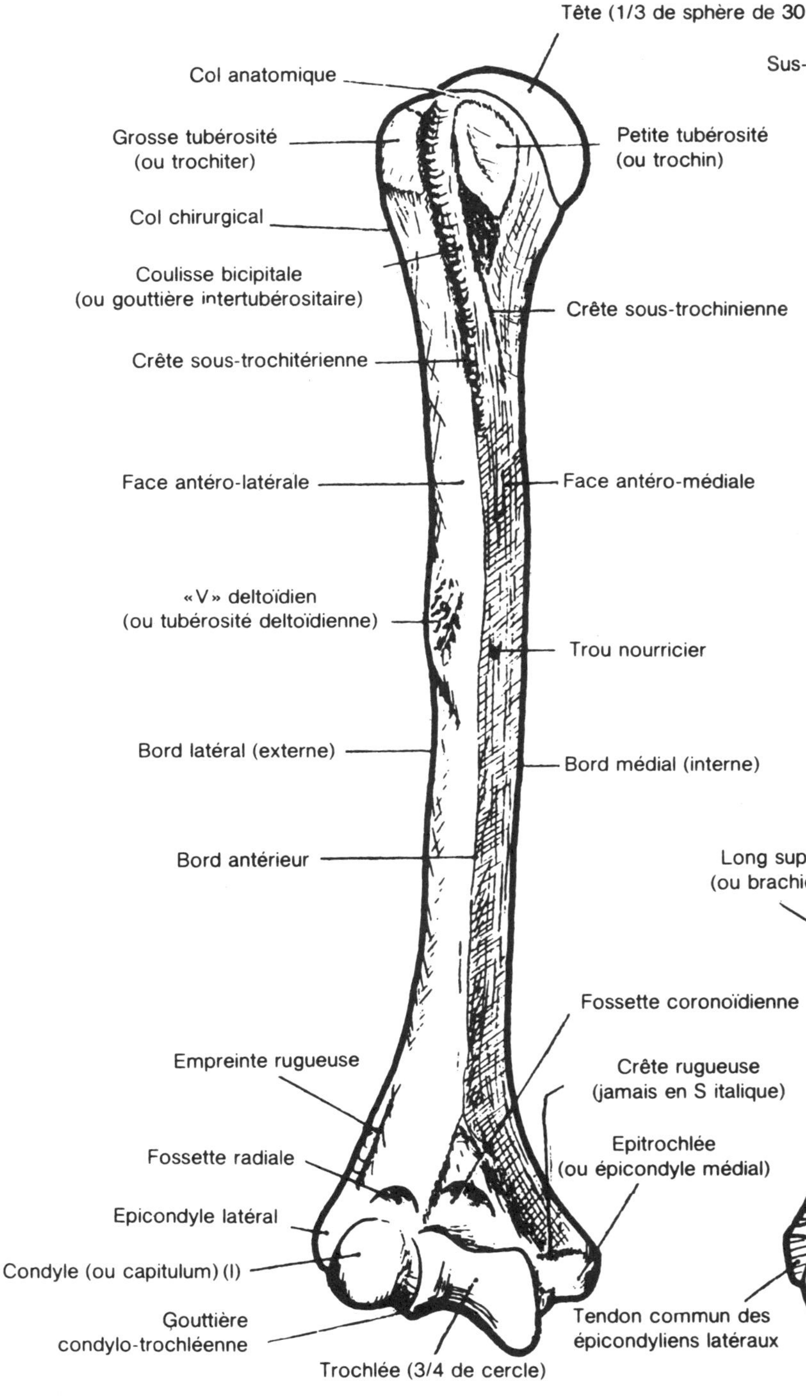

VUE ANTERIEURE DE L'HUMERUS

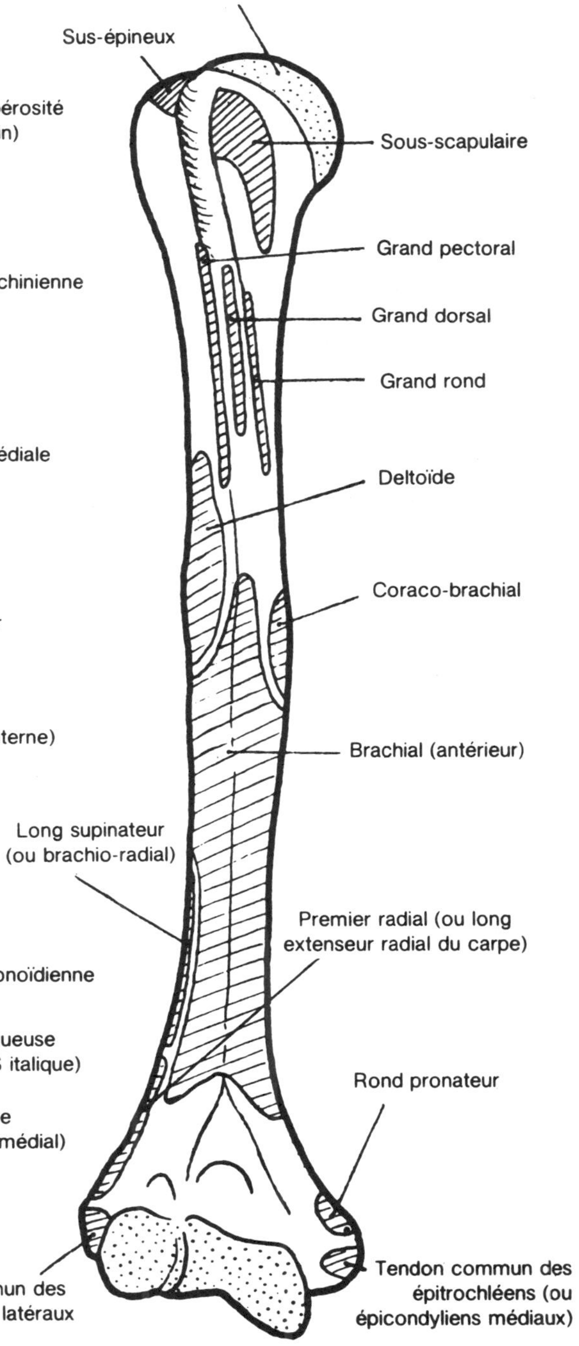

INSERTIONS MUSCULAIRES ANTERIEURES

(1) En nomenclature internationale, le condyle désigne l'ensemble des surfaces articulaires, capitulum et trochlée.

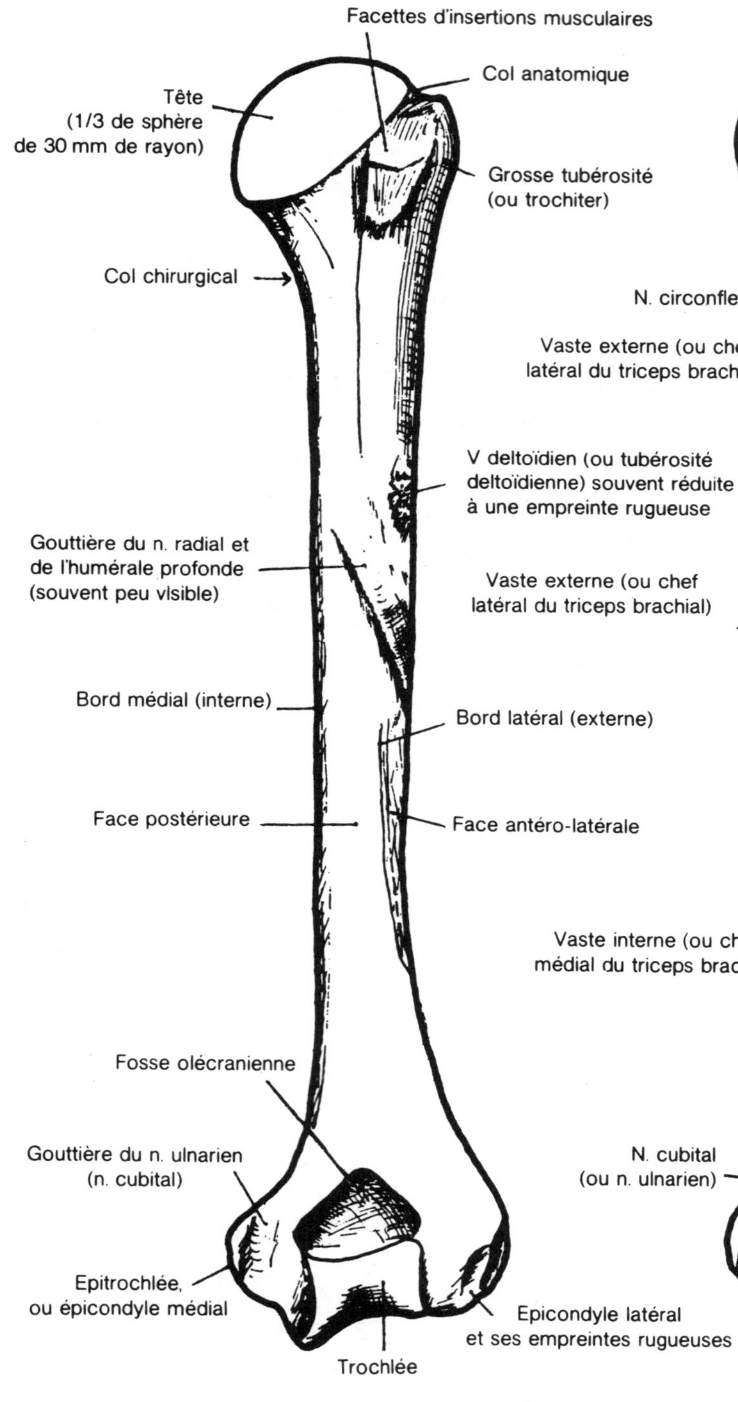

VUE POSTERIEURE DE L'HUMERUS

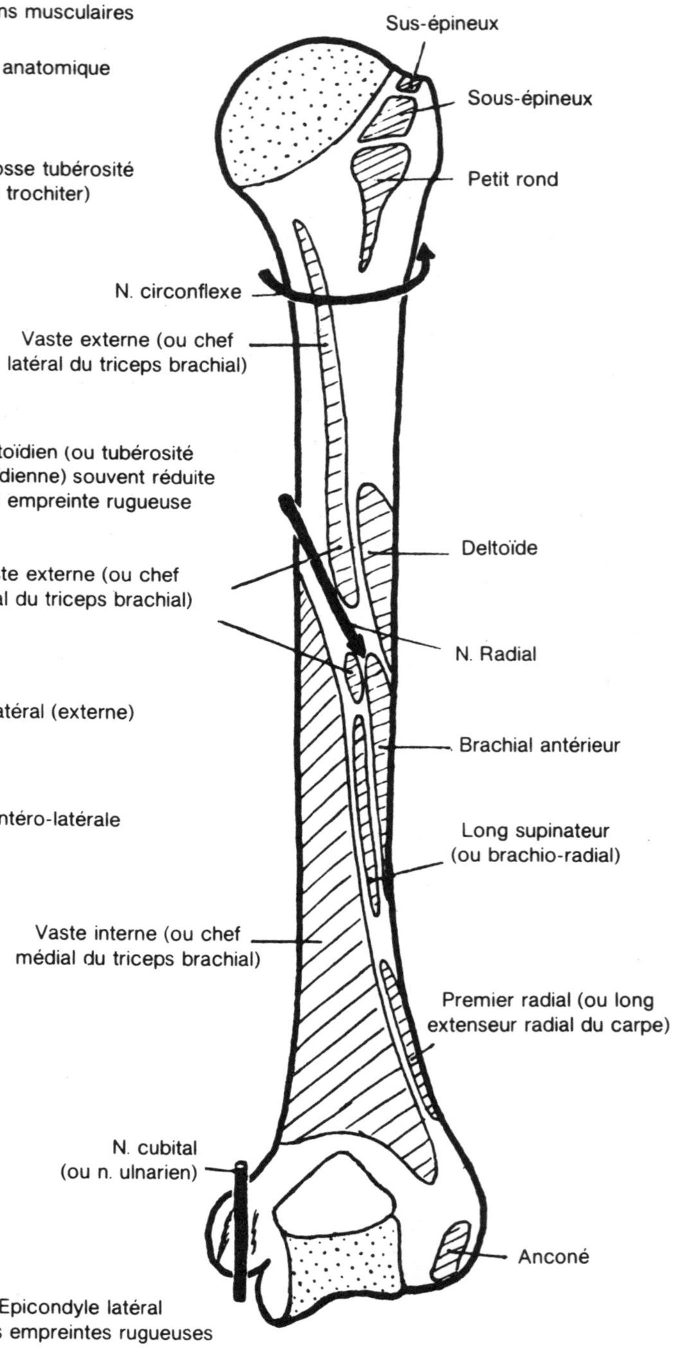

INSERTIONS MUSCULAIRES POSTERIEURES

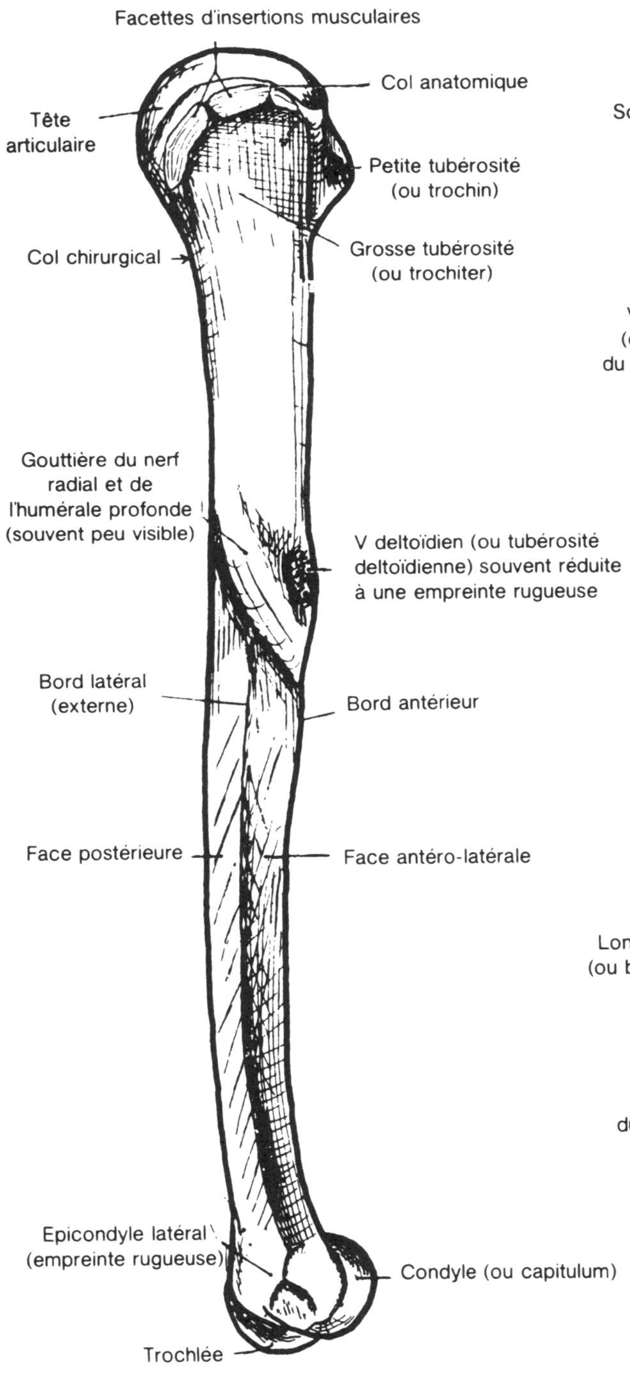

VUE LATERALE DE L'HUMERUS

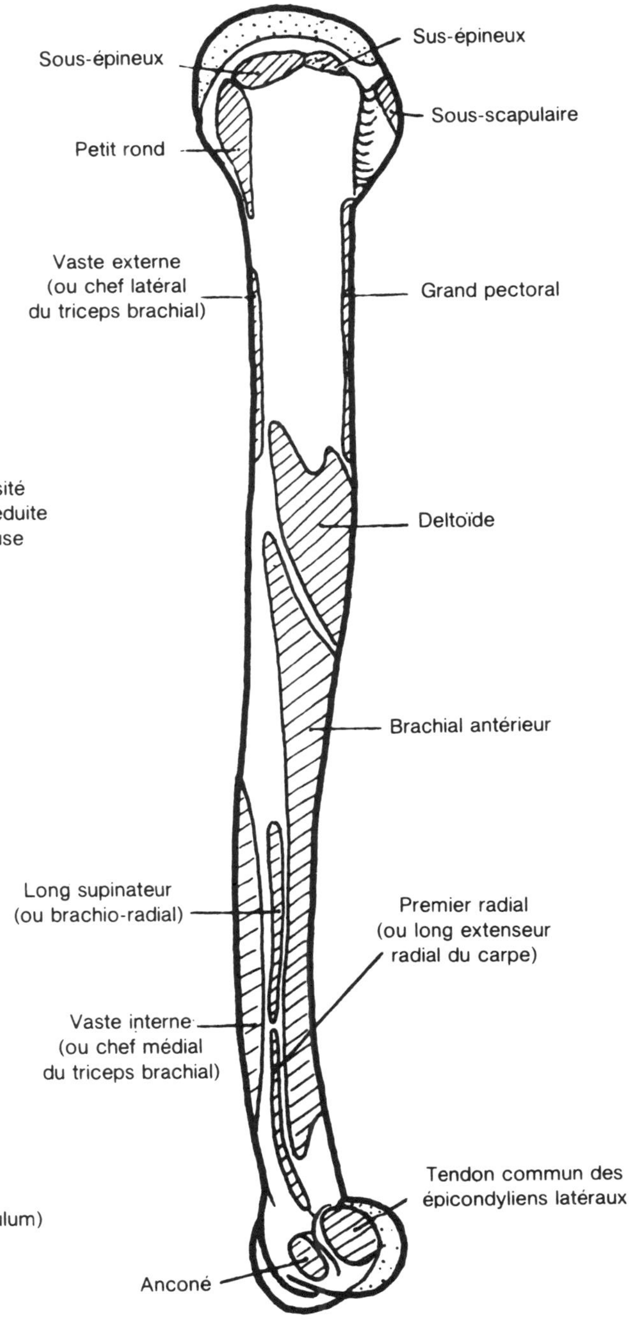

INSERTIONS MUSCULAIRES LATERALES

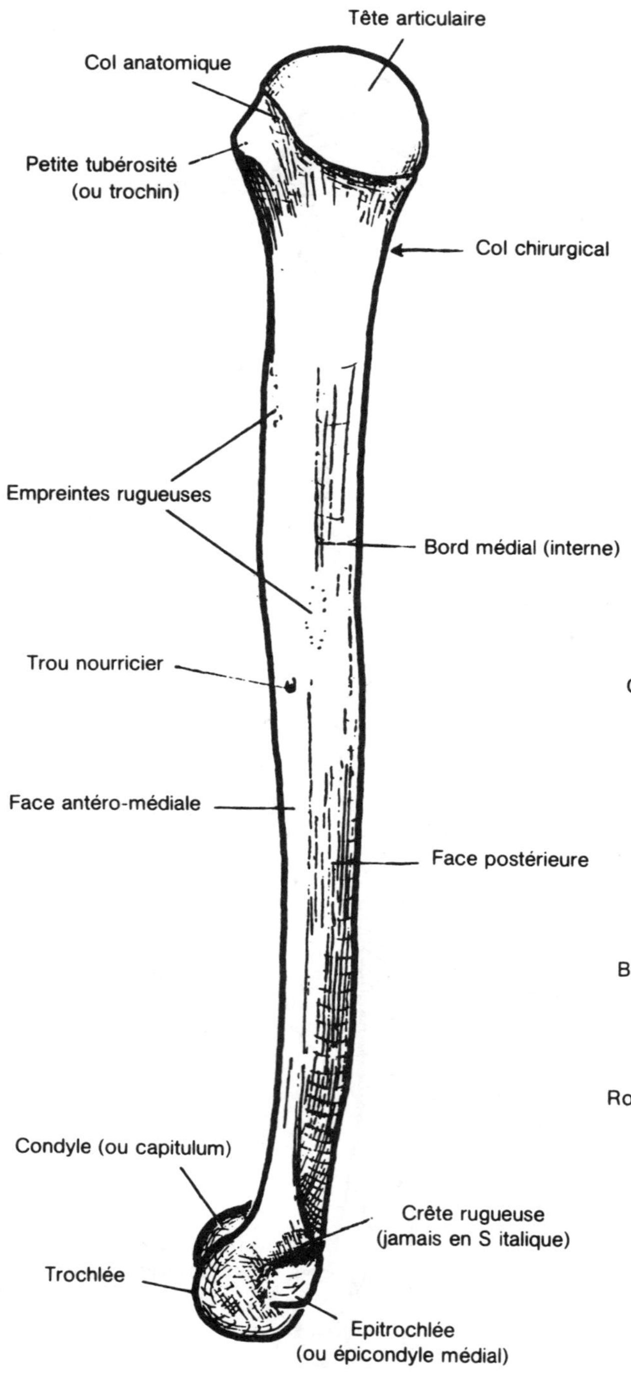

VUE MEDIALE DE L'HUMERUS

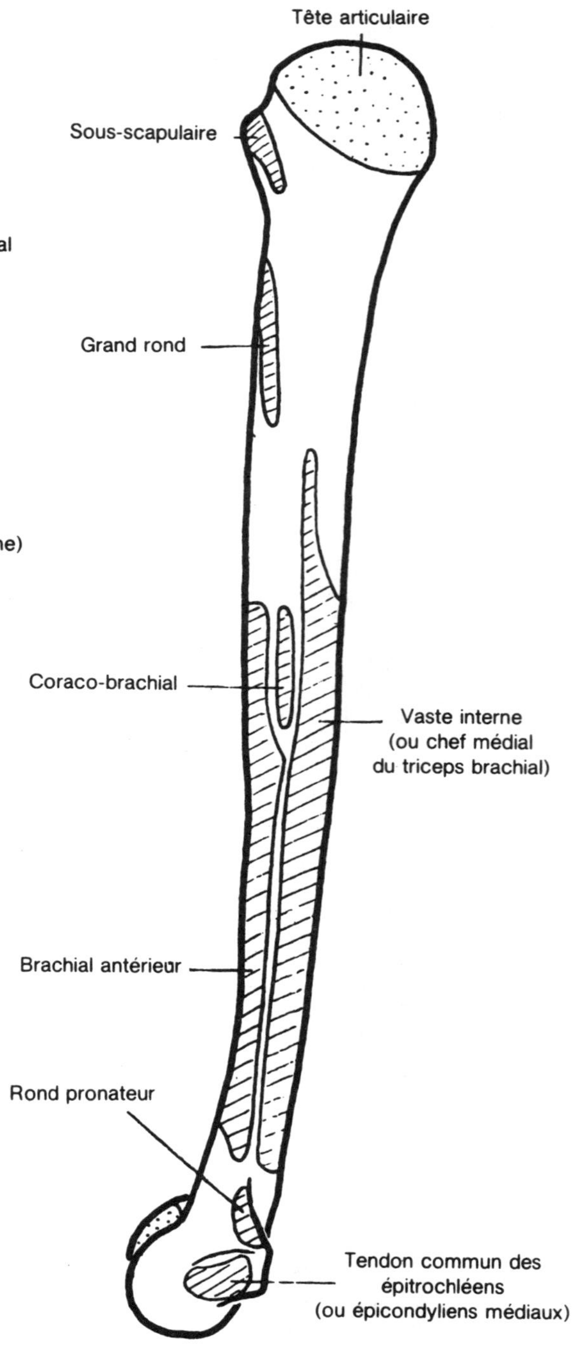

INSERTIONS MUSCULAIRES MEDIALES

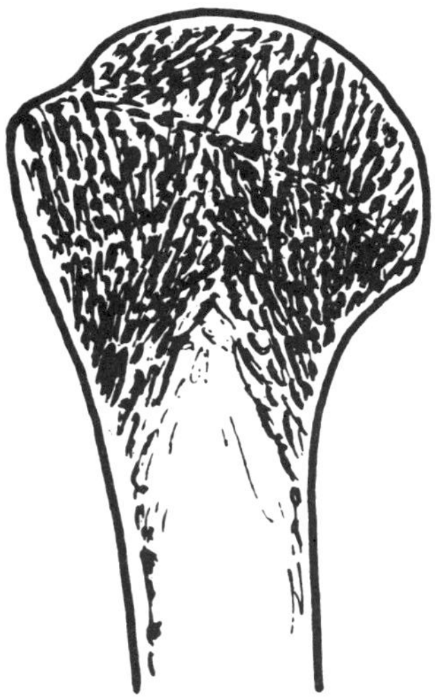

Extrémité supérieure

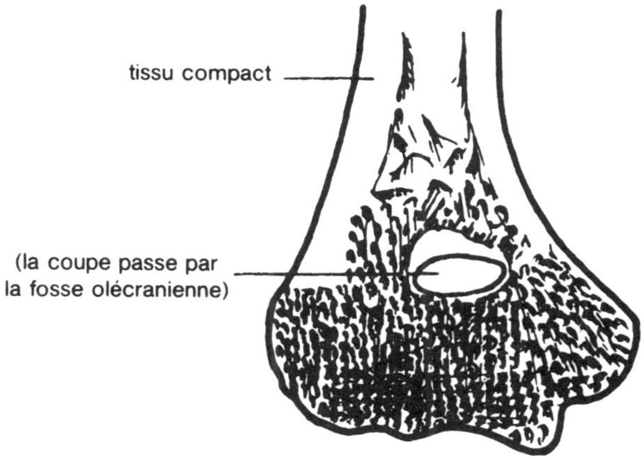

Extrémité inférieure

Sur l'extrémité supérieure, la disposition ogivale ne se voit bien que sur la coupe frontale; sur la coupe antéro-postérieure, les travées sont parallèles et perpendiculaires à la surface articulaire, comme sur les coupes d'extrémité inférieure; elles sont prolongées par des travées osseuses semblables sur les os sus- et sous-jacents.

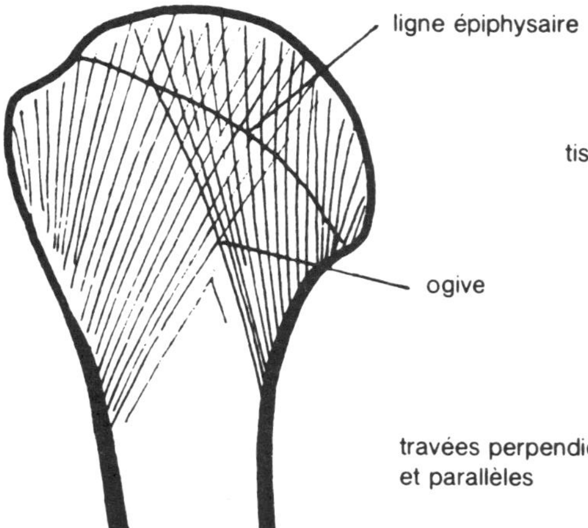

Diagramme

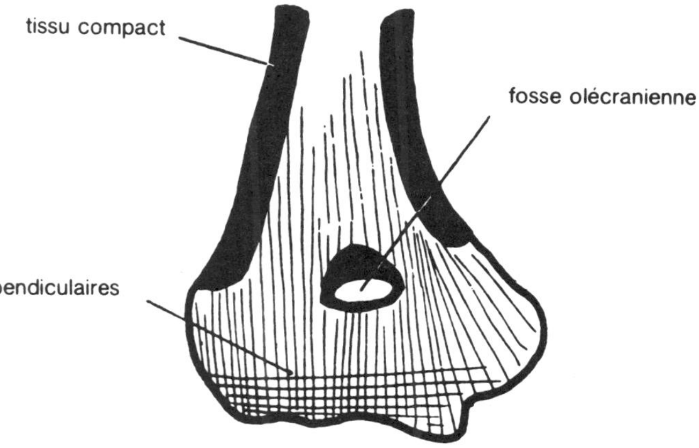

Diagramme

ARCHITECTURE INTERNE DE L'HUMERUS (Coupes frontales)

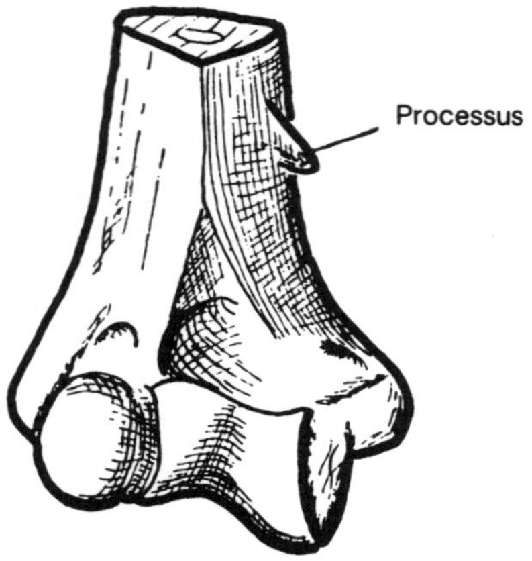

Processus supra-condylien, ou sus-épitrochléen
(à ne pas confondre avec une exostose ostéogènique
pathologique)

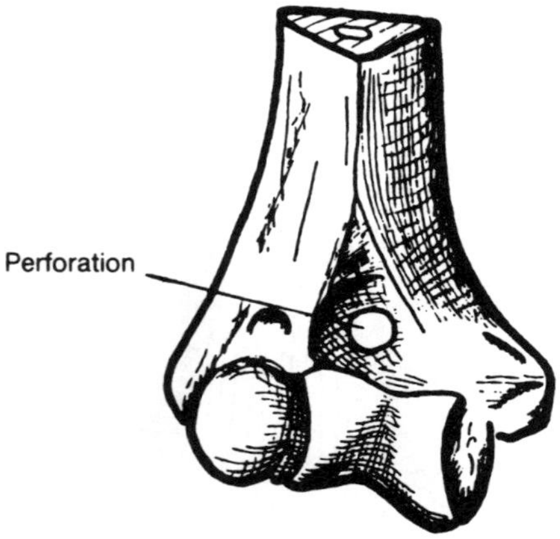

Perforation olécranienne (4 à 13% des sujets,
variable suivant le sexe et le côté), à ne pas
confondre sur une radio avec une perte de substance

Articulation de l'épaule (scapulo-humérale)

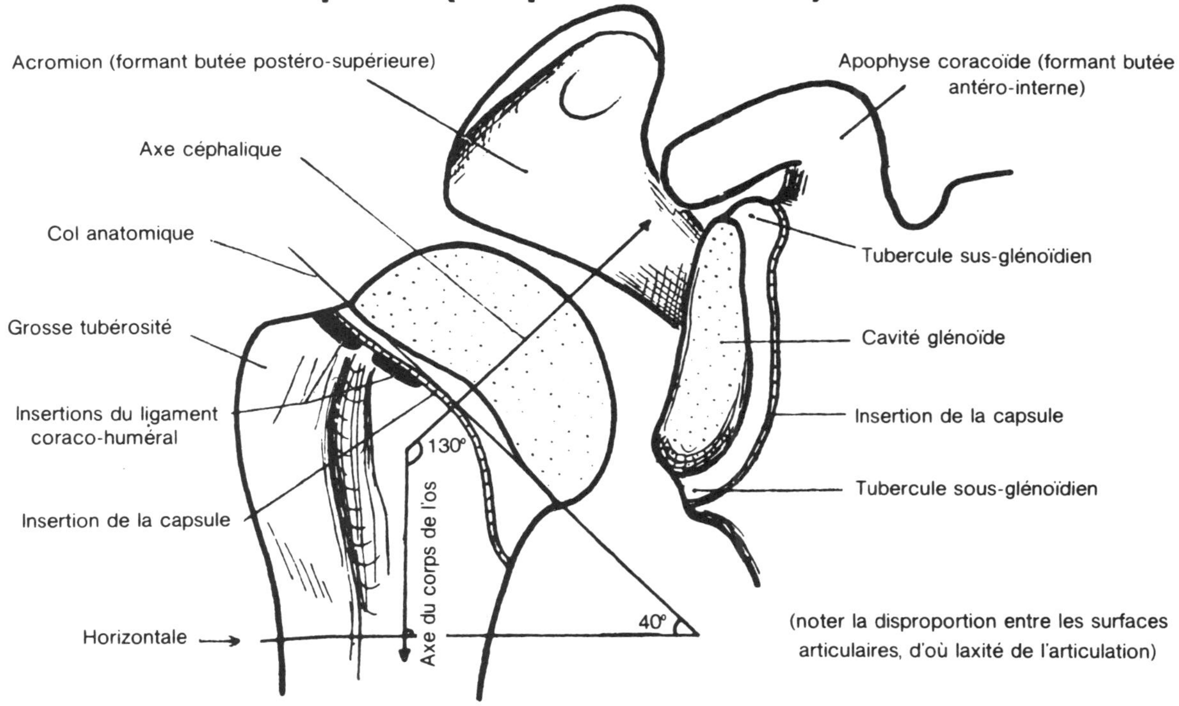

SURFACES ARTICULAIRES ET INSERTIONS DE LA CAPSULE

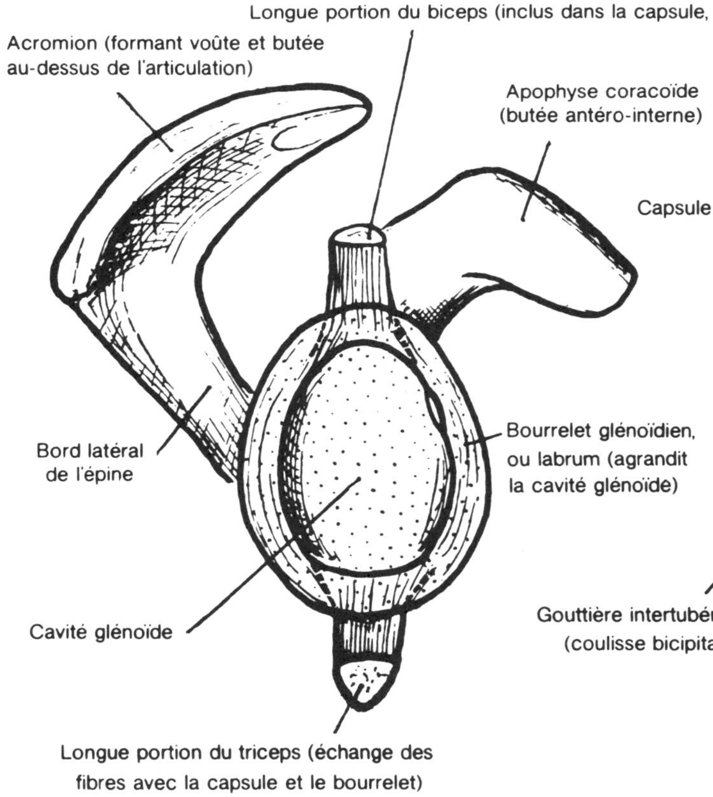

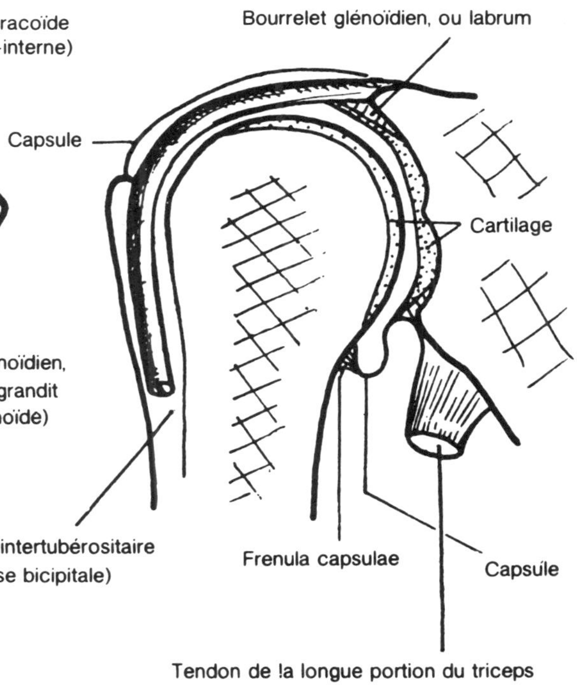

BOURRELET GLENOÏDIEN, OU LABRUM **COUPE VERTICALE DE L'EPAULE**

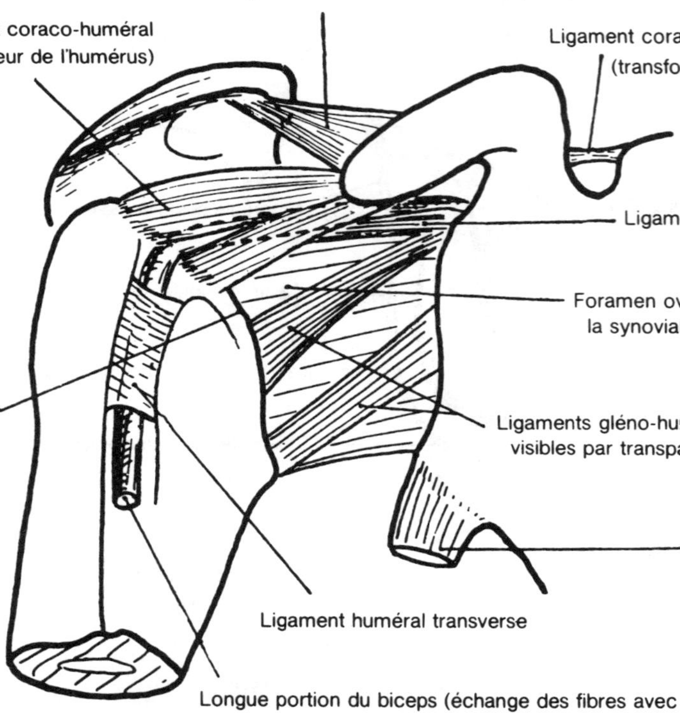

VUE ANTERIEURE DE LA CAPSULE ET DES LIGAMENTS

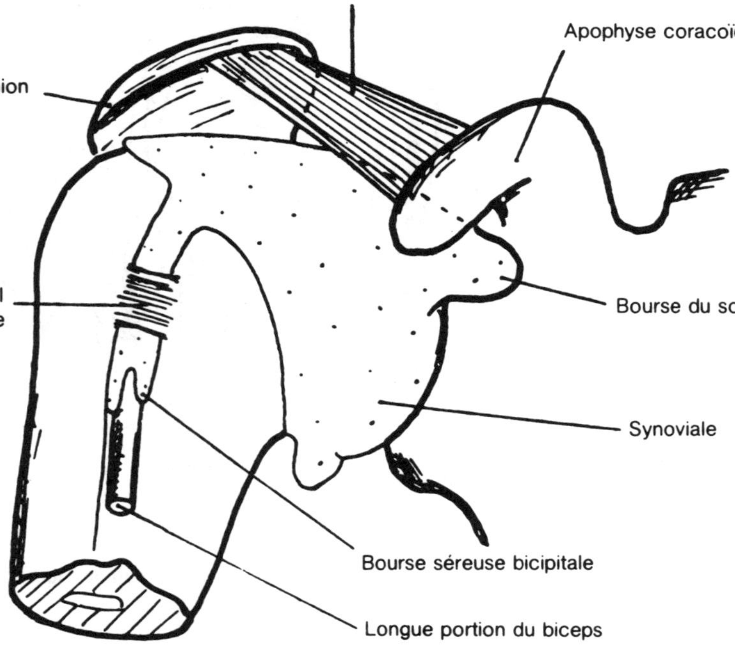

VUE ANTERIEURE DE LA SYNOVIALE DISTENDUE (capsule réséquée)

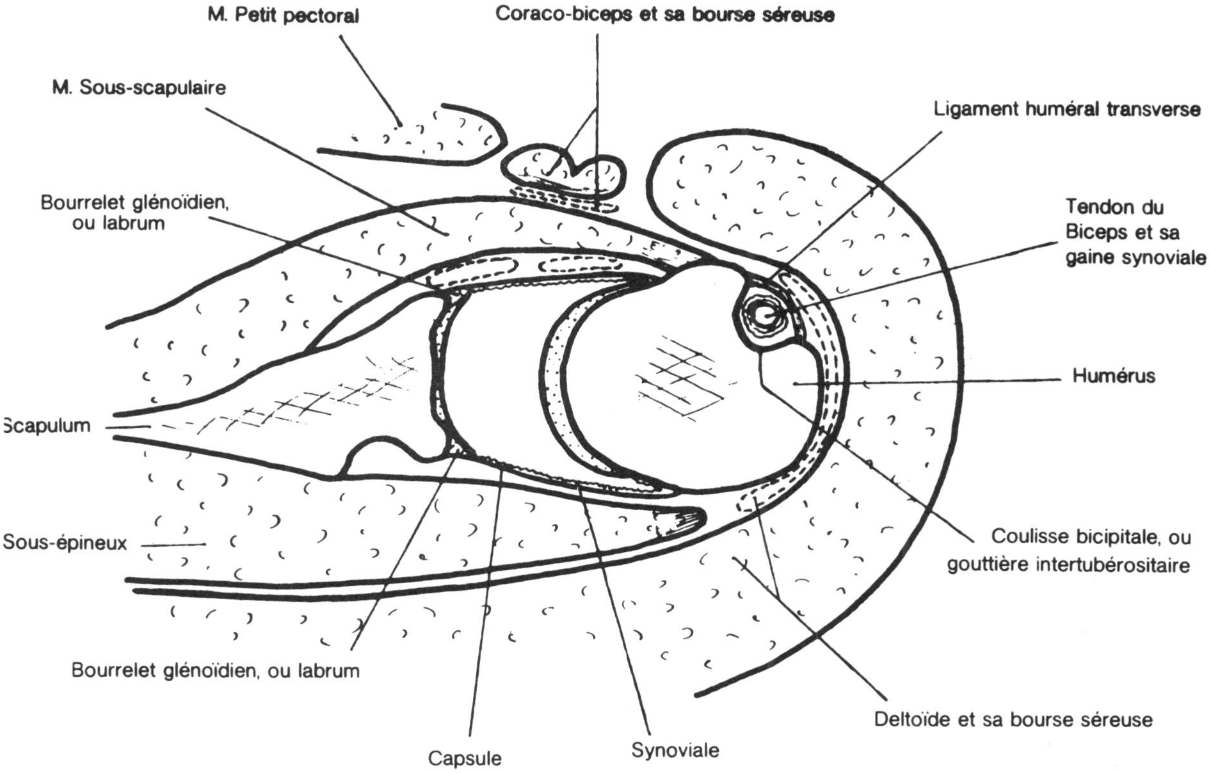

COUPE HORIZONTALE DE L'ARTICULATION DE L'EPAULE

Les muscles péri-articulaires suppléent les ligaments passifs.

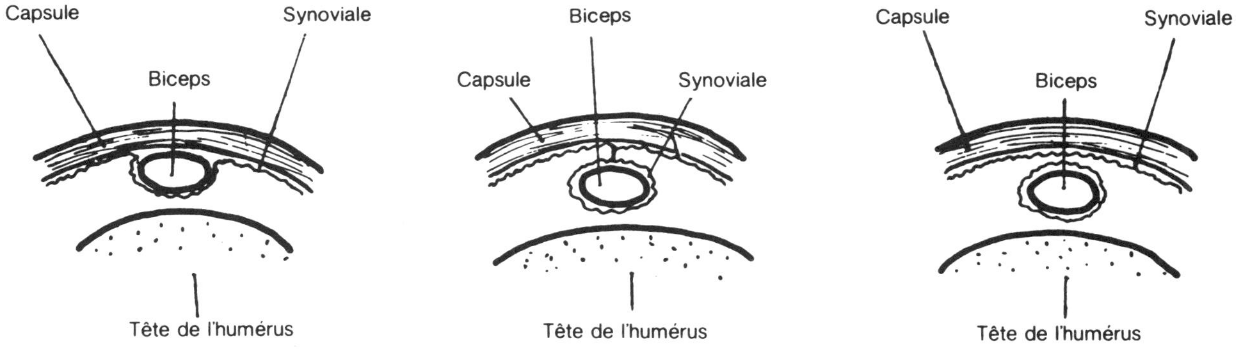

DIFFERENTS RAPPORTS DE LA SYNOVIALE AVEC LE TENDON DU BICEPS AU-DESSUS DE LA TETE HUMERALE

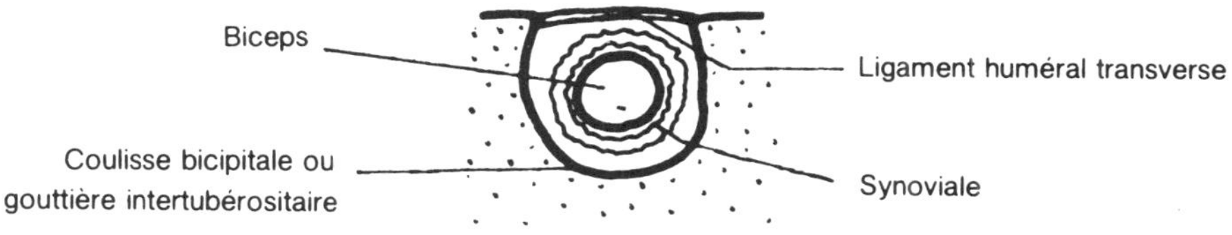

COUPE HORIZONTALE PASSANT PAR LA COULISSE BICIPITALE

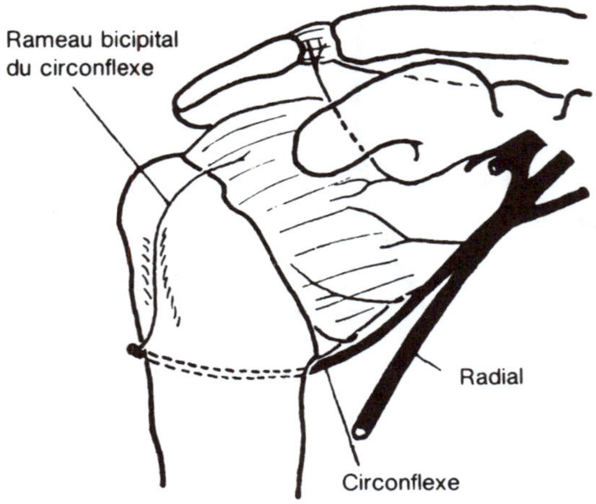

Vue antérieure

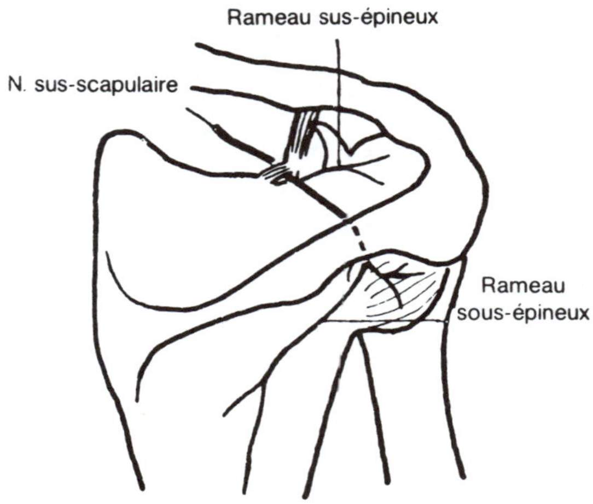

Vue postérieure

INNERVATION DE LA SCAPULO-HUMERALE

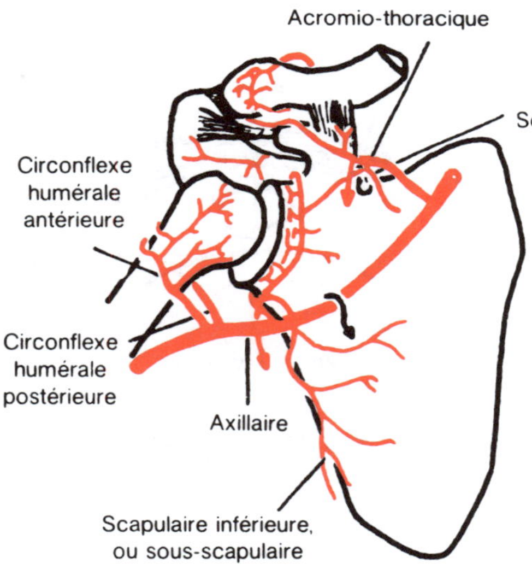

Vue antérieure

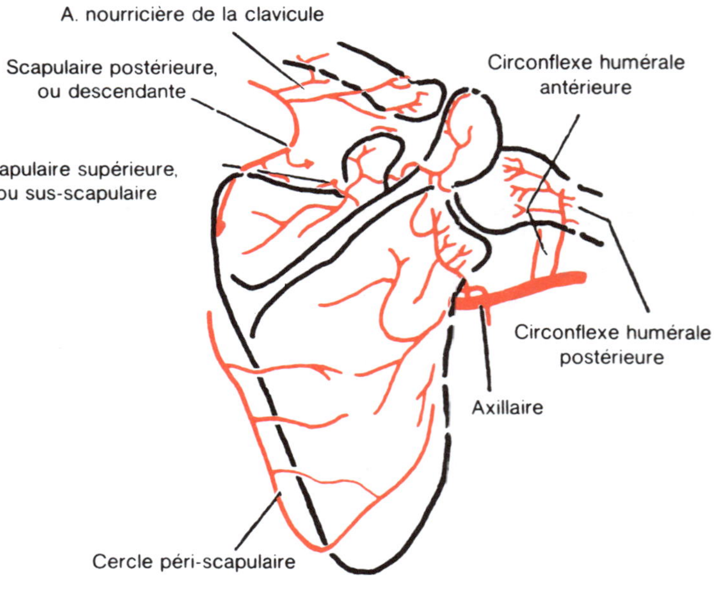

Vue postérieure

VASCULARISATION DE LA SCAPULO-HUMERALE

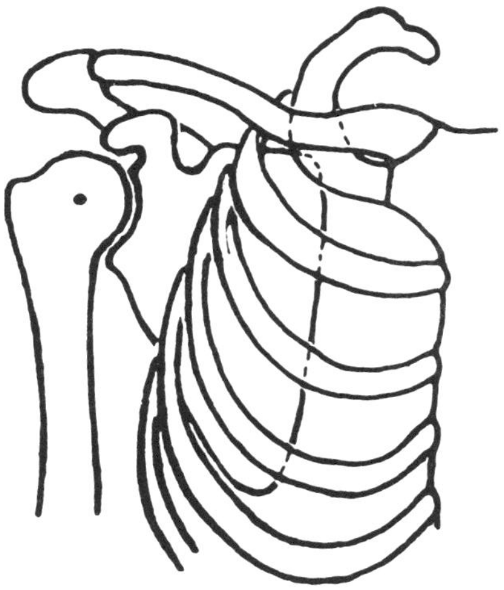

Position de repos

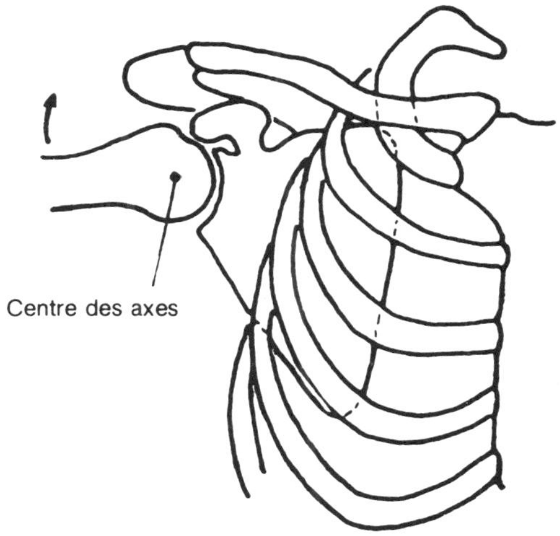

Abduction légère:

l'axe du mouvement passe par la tête humérale, le scapulum bouge peu

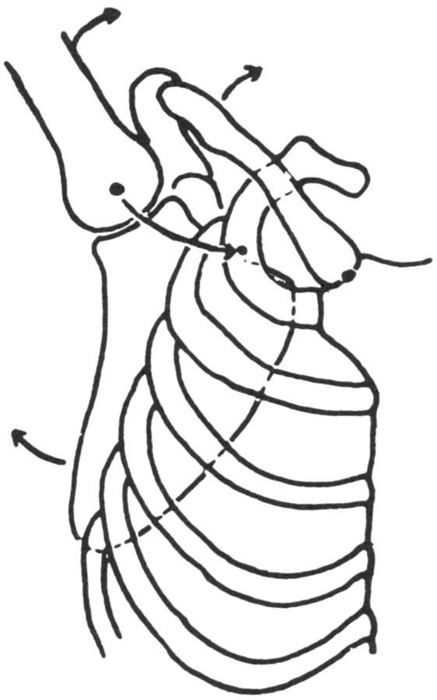

Abduction prononcée:

l'axe du mouvement se porte vers le tubercule trapézien du scapulum, le scapulum bascule, la ceinture scapulaire entre en jeu

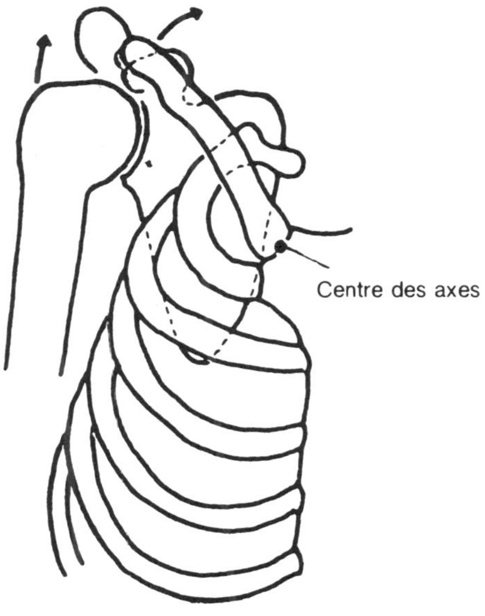

Elévation du moignon de l'épaule:

mouvement isolé de la ceinture scapulaire, se faisant dans la sterno-claviculaire

MECANIQUE ARTICULAIRE DE LA SCAPULO-HUMERALE

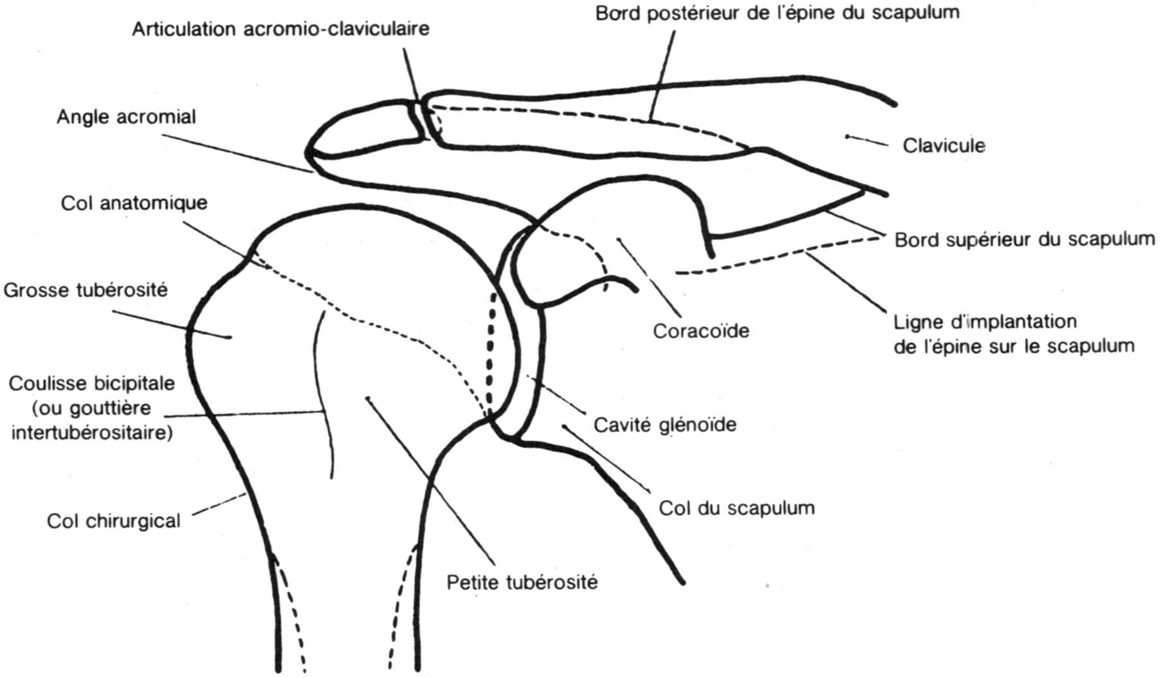

VUE RADIOLOGIQUE DE LA SCAPULO-HUMERALE DE FACE

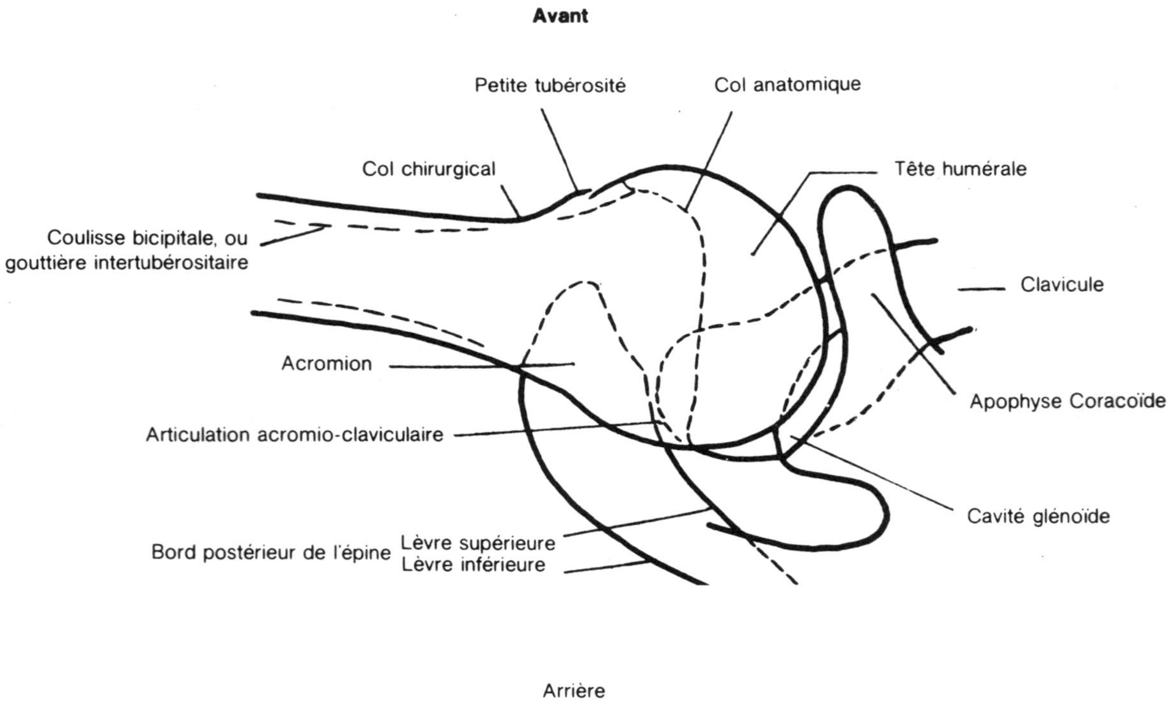

VUE RADIOLOGIQUE DE LA SCAPULO-HUMERALE DE PROFIL (Vue inférieure)

Radius et cubitus (ou ulna)

Mise en place:
1 – Radius: mettre en bas la plus grosse extrémité, en arrière la face de cette extrémité qui présente des gouttières; l'apophyse qui pointe vers le bas indique le côté latéral (externe).
2 – Cubitus (ulna): mettre en haut la plus grosse extrémité, en avant sa partie concave; la facette latérale de cette extrémité indique le côté externe.

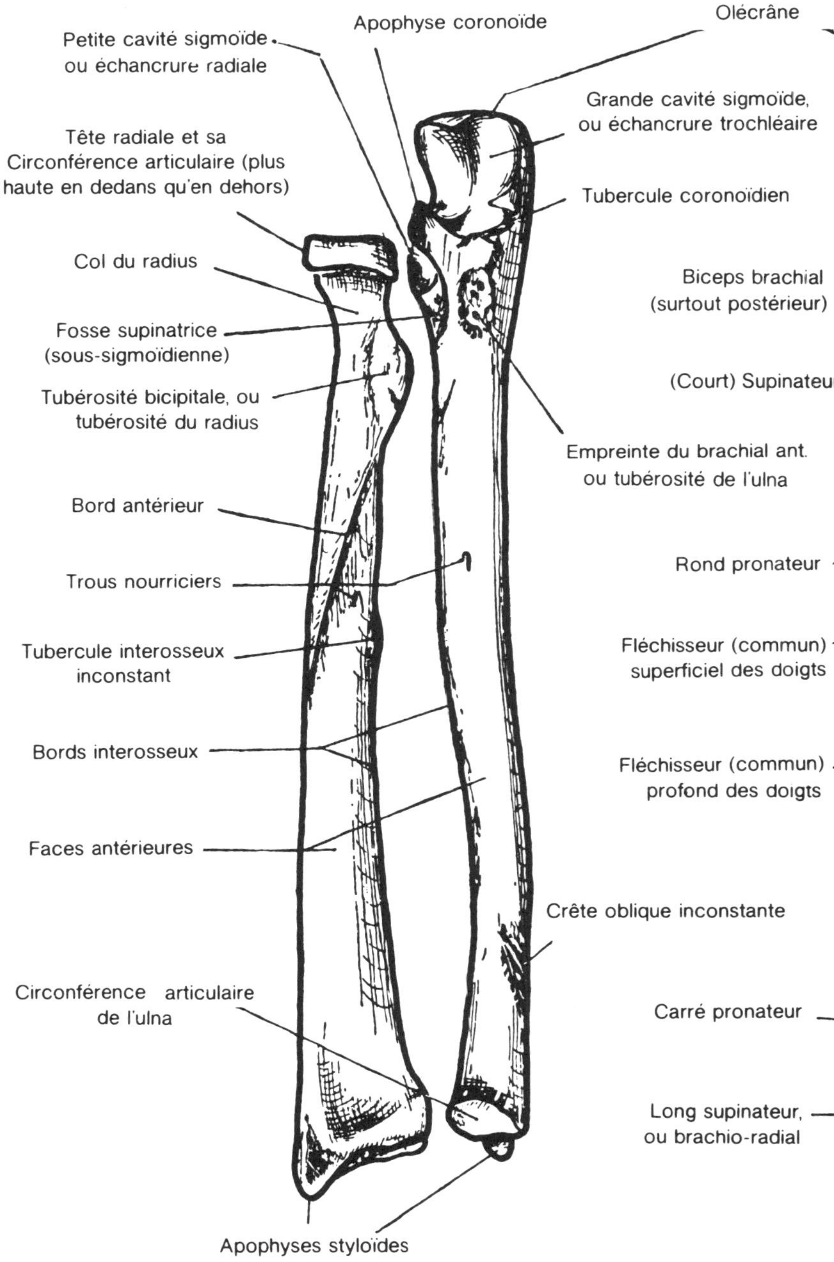

VUE ANTERIEURE DU RADIUS ET DU CUBITUS

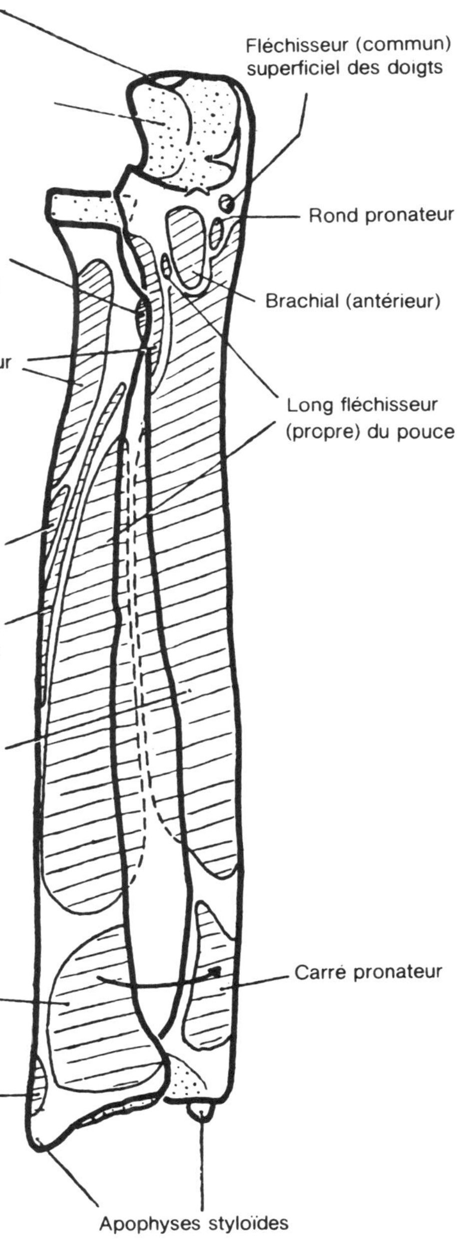

INSERTIONS MUSCULAIRES ANTERIEURES

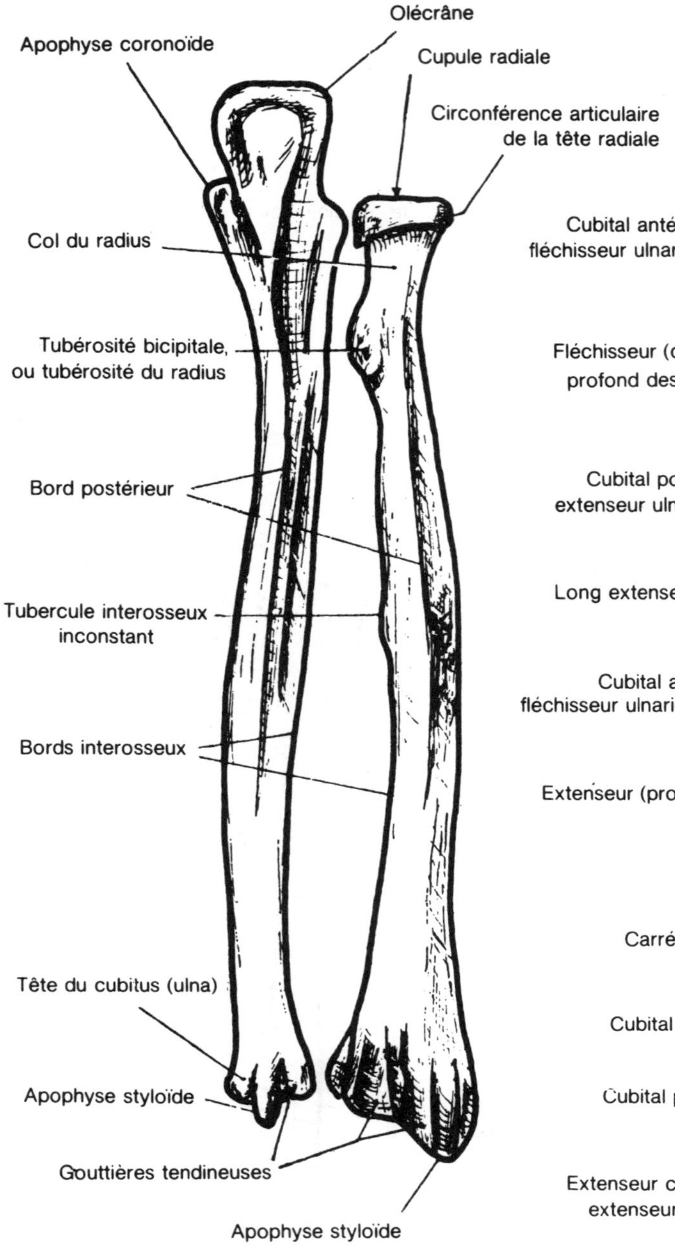

VUE POSTERIEURE DU RADIUS ET DE L'ULNA

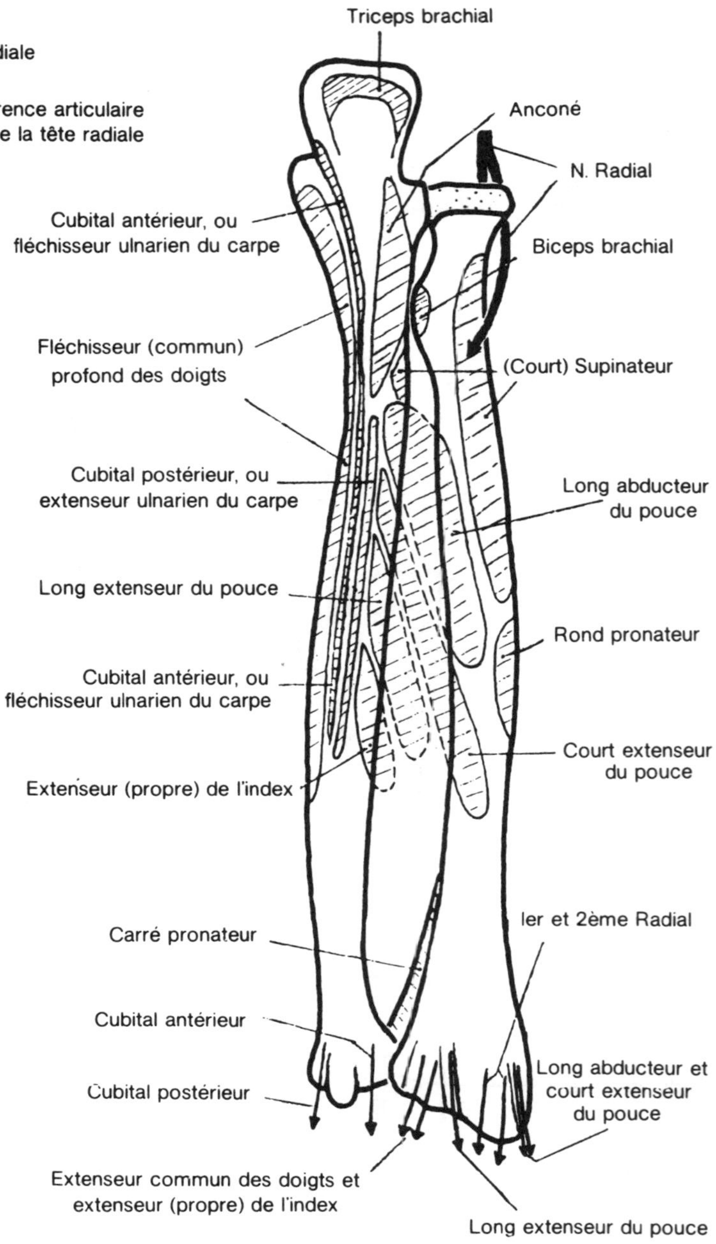

INSERTIONS MUSCULAIRES POSTERIEURES

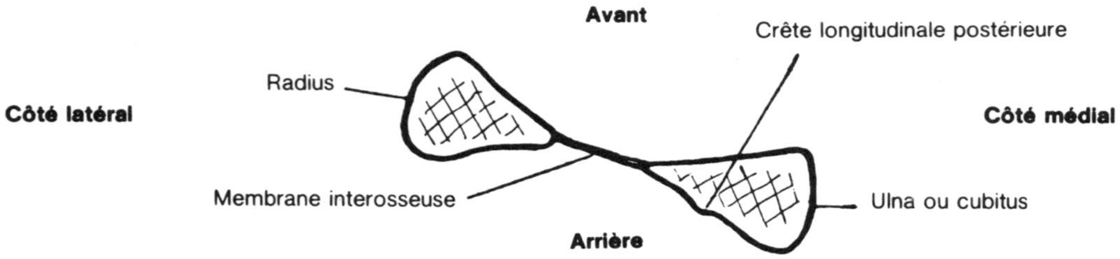

Vue inférieure, montrant la section triangulaire des os, d'où chacun 3 faces et 3 bords

COUPE HORIZONTALE DES OS DE L'AVANT-BRAS

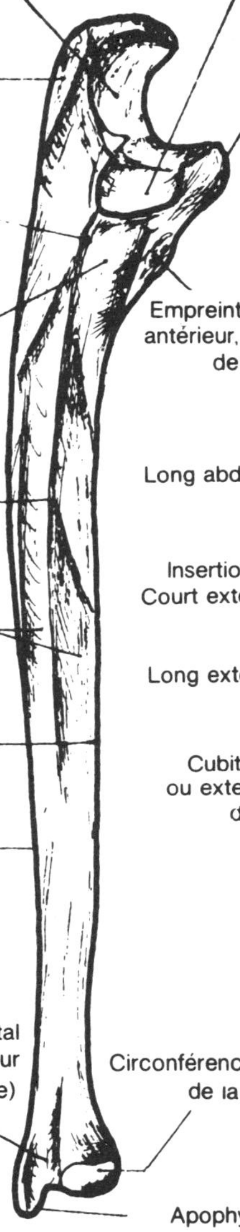

VUE POSTERO-LATERALE DU CUBITUS

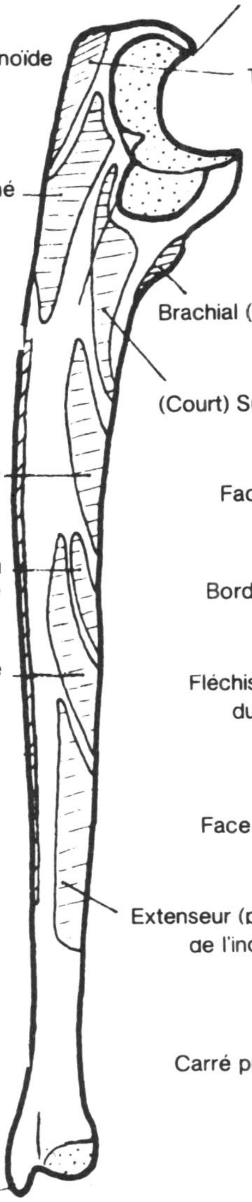

INSERTIONS MUSCULAIRES LATERALES

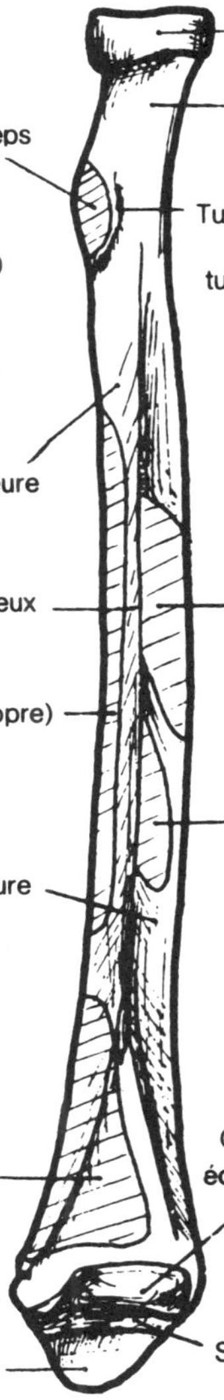

VUE MEDIALE DU RADIUS

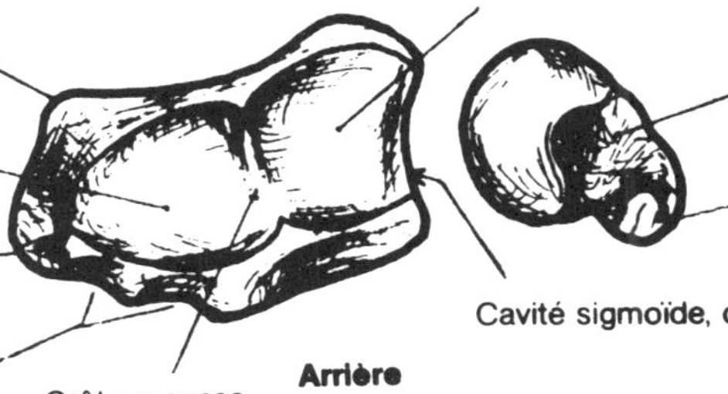

SURFACES ARTICULAIRES CARPIENNES DU RADIUS ET DE L'ULNA (CUBITUS)

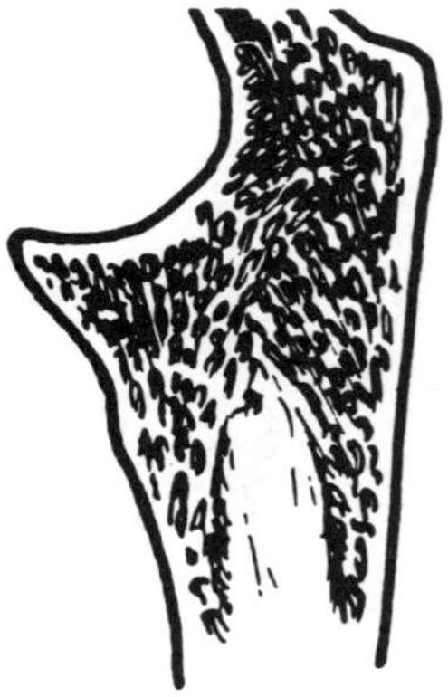

Coupe sagittale d'extrémité supérieure de cubitus

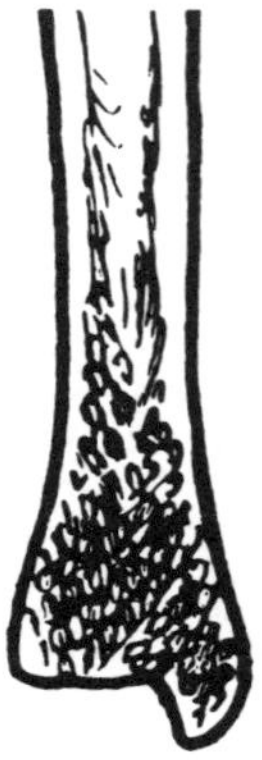

Coupe frontale d'extrémité inférieure de cubitus

Diagramme

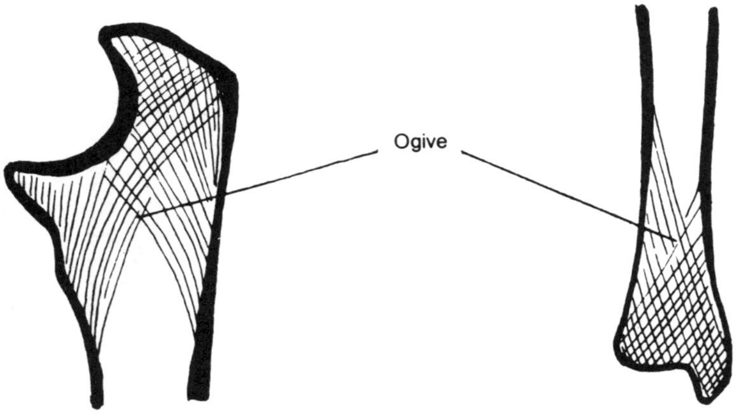

Diagramme

ARCHITECTURE INTERNE DES OS DE L'AVANT-BRAS

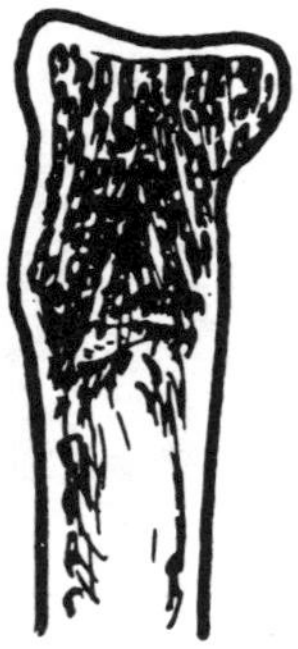

Coupe frontale d'extrémité supérieure de radius

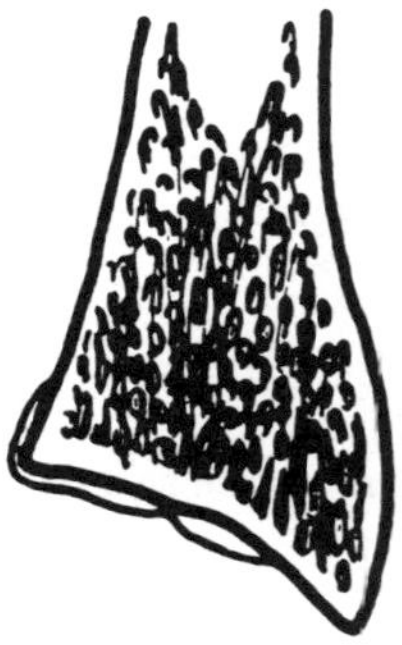

Coupe frontale d'extrémité inférieure de radius

Diagramme

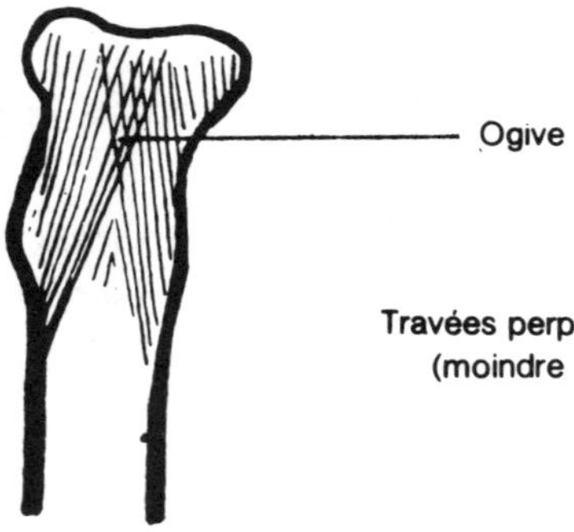

Travées perpendiculaires
(moindre solidité)

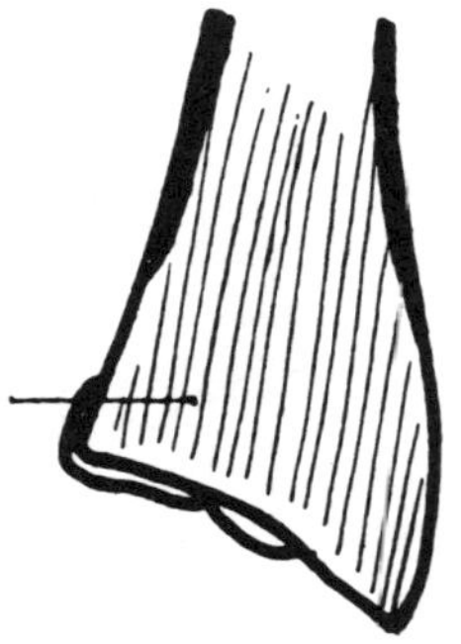

Diagramme

Articulation du coude

Le coude est l'articulation entre l'humérus, le radius et le cubitus (ulna).
L'articulation huméro-cubitale (ou huméro-ulnarienne) est une trochléenne (articulation en poulie).
L'articulation huméro-radiale est une condylienne (formée d'ellipsoïdes concave et convexe emboitées).
L'articulation radio-cubitale supérieure est une trochoïde (articulation à pivot).

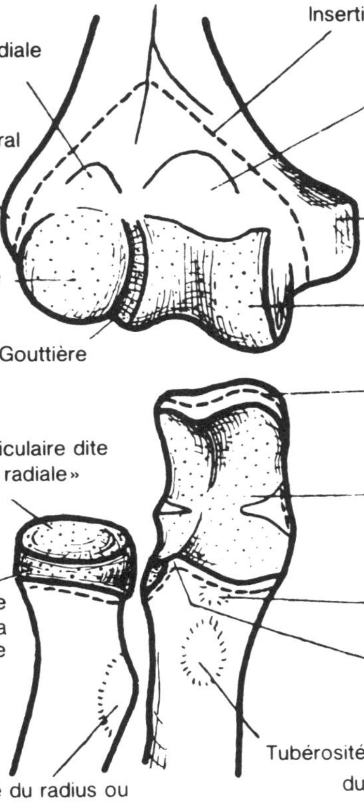

SURFACES ARTICULAIRES ET INSERTIONS DE LA CAPSULE

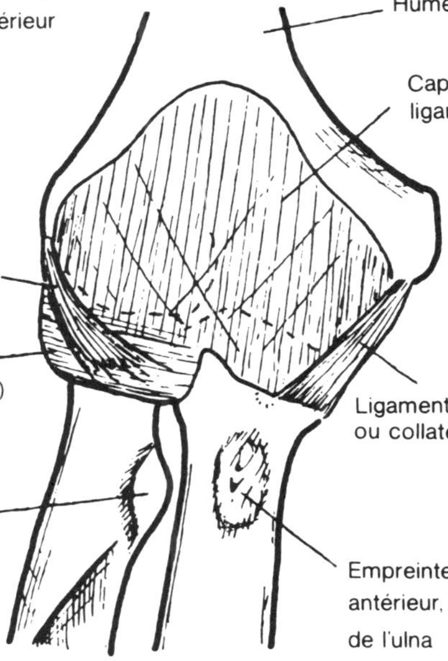

VUE ANTERIEURE DE L'ARTICULATION DU COUDE

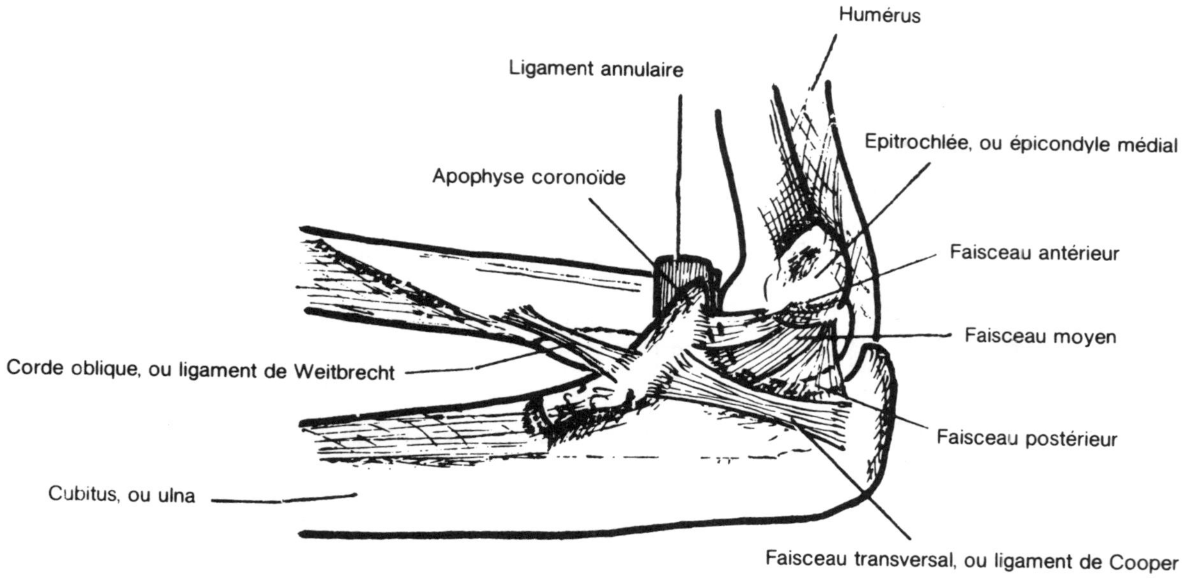

VUE LATERALE DU COUDE (Capsule réséquée)

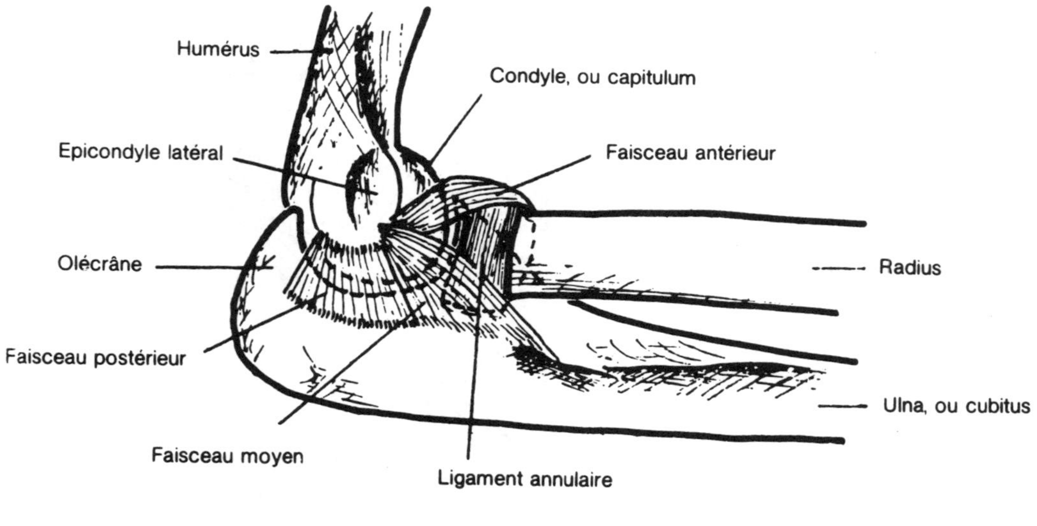

VUE MEDIALE DU COUDE (Capsule réséquée)

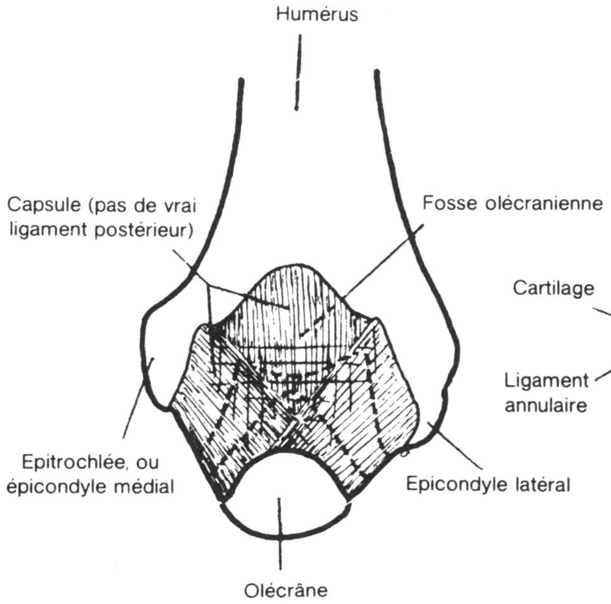

VUE POSTERIEURE DE L'ARTICULATION DU COUDE

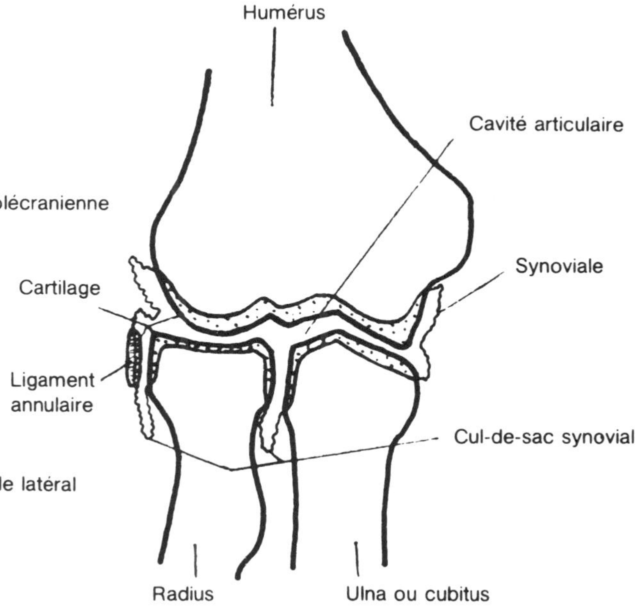

COUPE VERTICALE DE L'ARTICULATION DU COUDE

(Capsule réséquée)

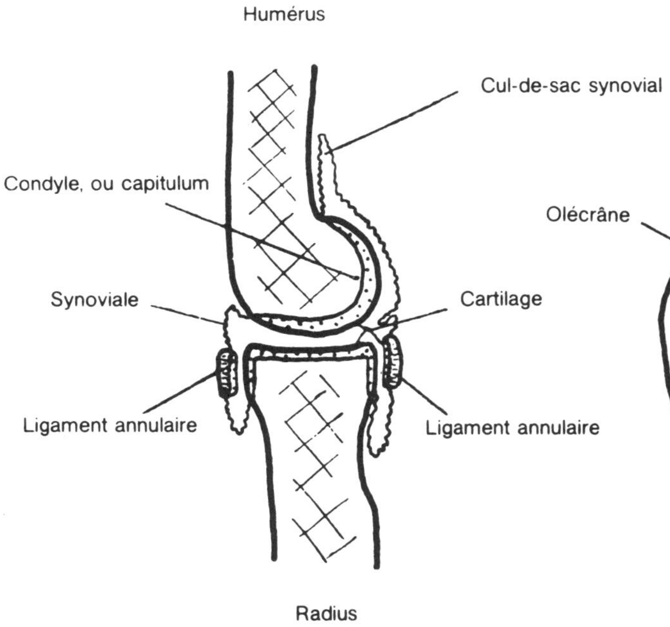

COUPE VERTICALE DE L'ARTICULATION HUMERO-RADIALE

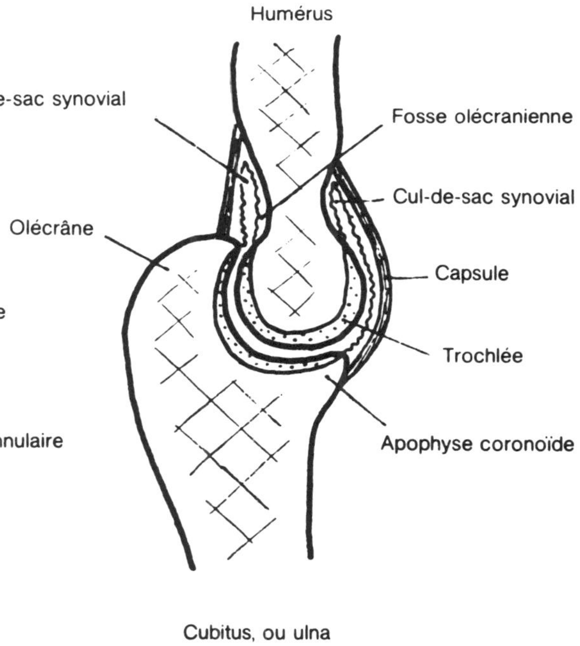

COUPE VERTICALE DE L'ARTICULATION HUMERO-CUBITALE

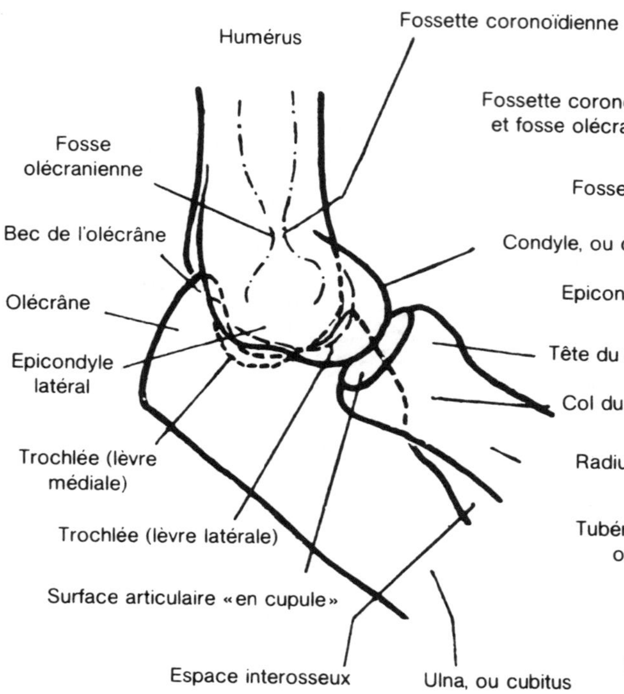

VUE RADIOLOGIQUE DU COUDE DE PROFIL

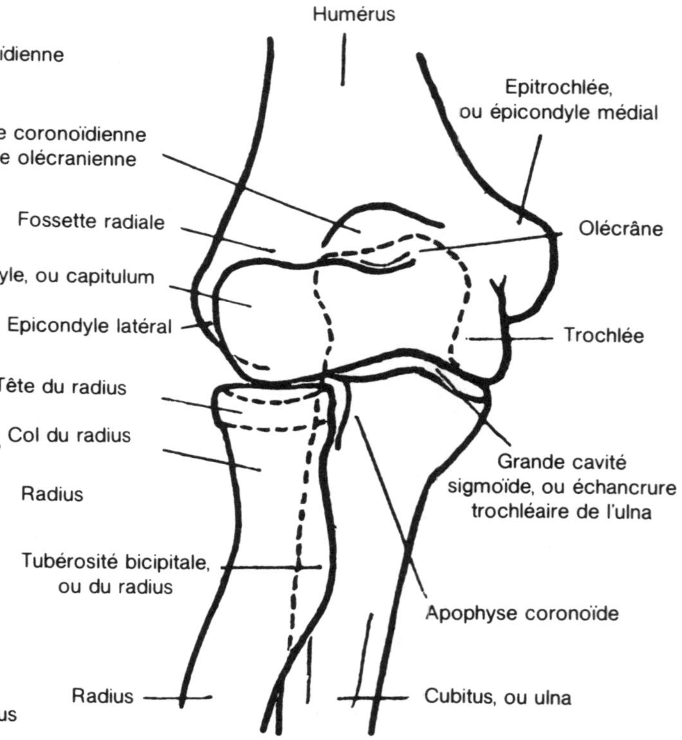

VUE RADIOLOGIQUE DU COUDE DE FACE

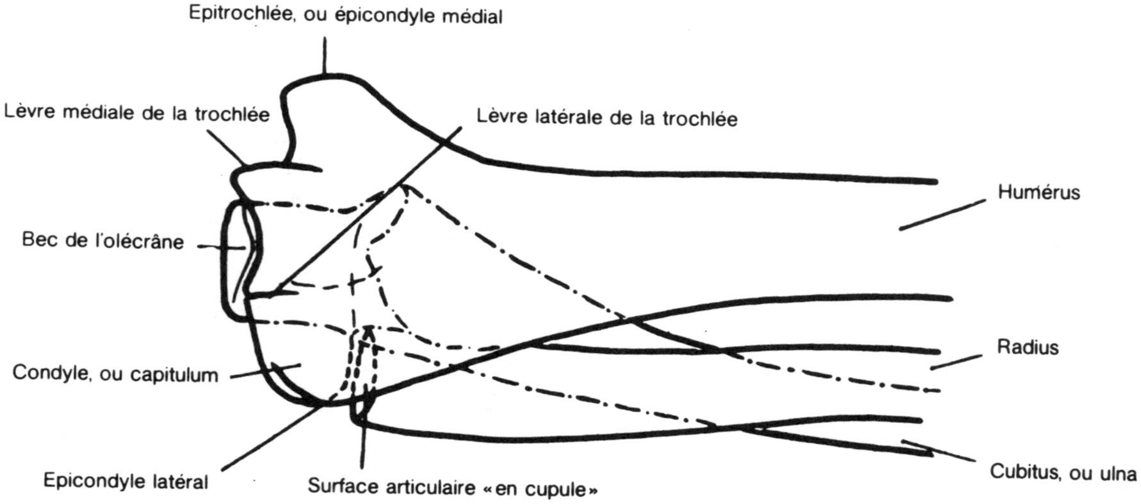

VUE RADIOLOGIQUE SUPERIEURE DU COUDE PLIE

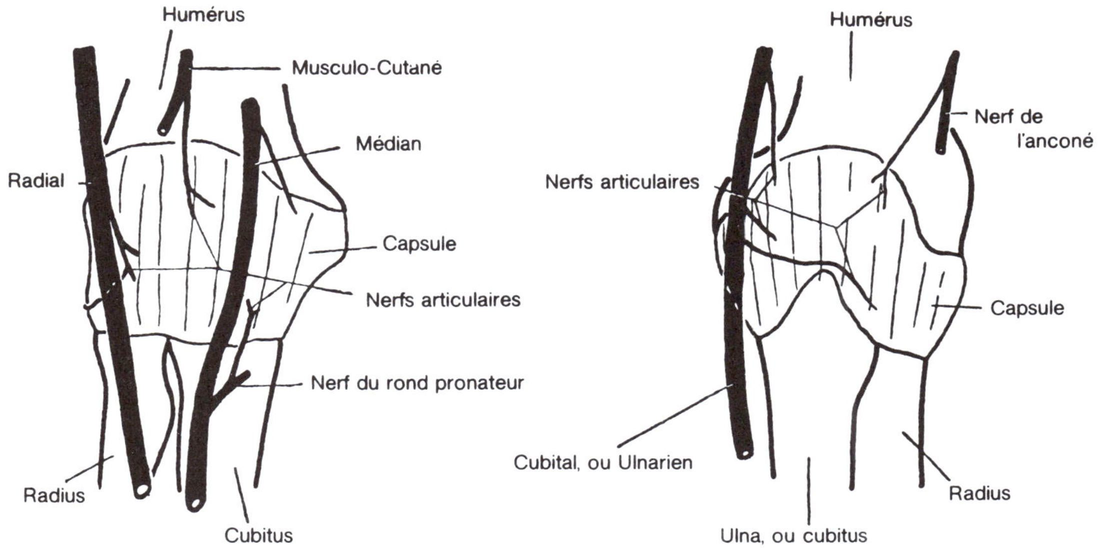

Vue antérieure

Vue postérieure

INNERVATION DU COUDE

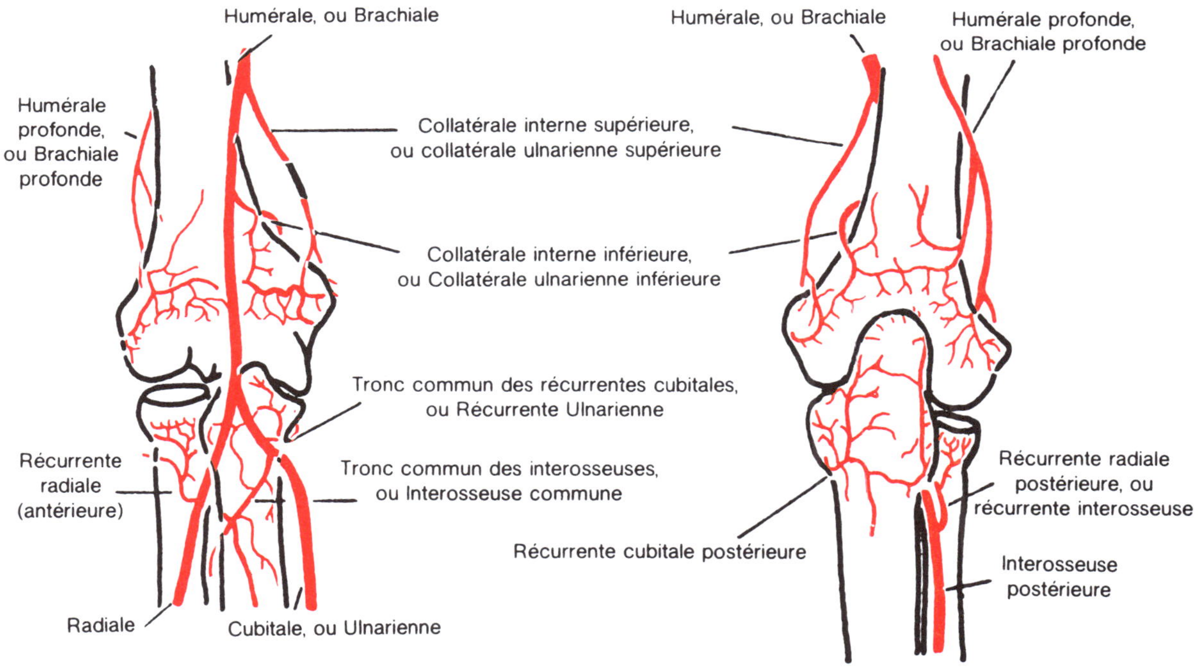

Vue antérieure

Vue postérieure

VASCULARISATION DU COUDE

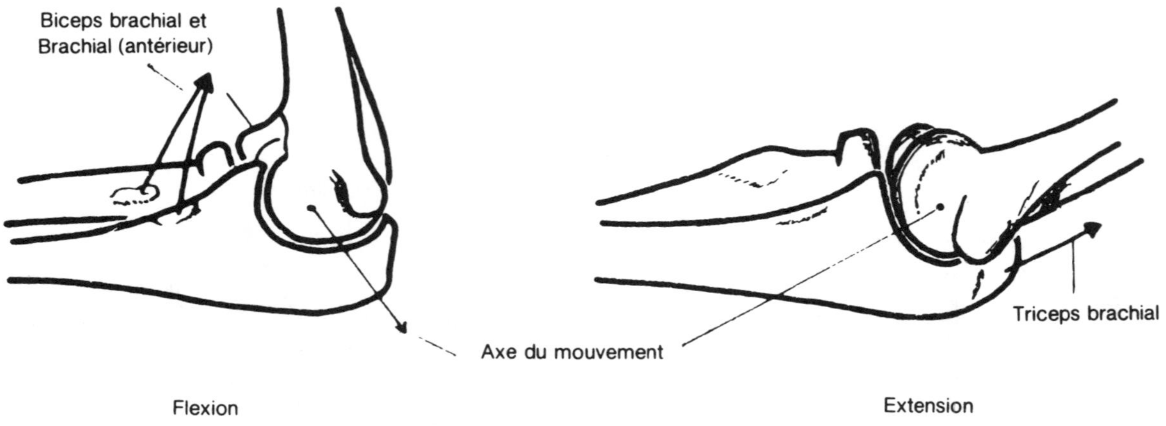

La forme des surfaces articulaires (poulies emboitées) limite les mouvements à la flexion-extension autour de l'axe de la trochlée humérale; comme la gorge de la trochlée est un peu oblique, il en résulte un certain degré de cubitus valgus en extension; l'articulation huméro-radiale n'intervient que dans les mouvements de pro-supination associés.

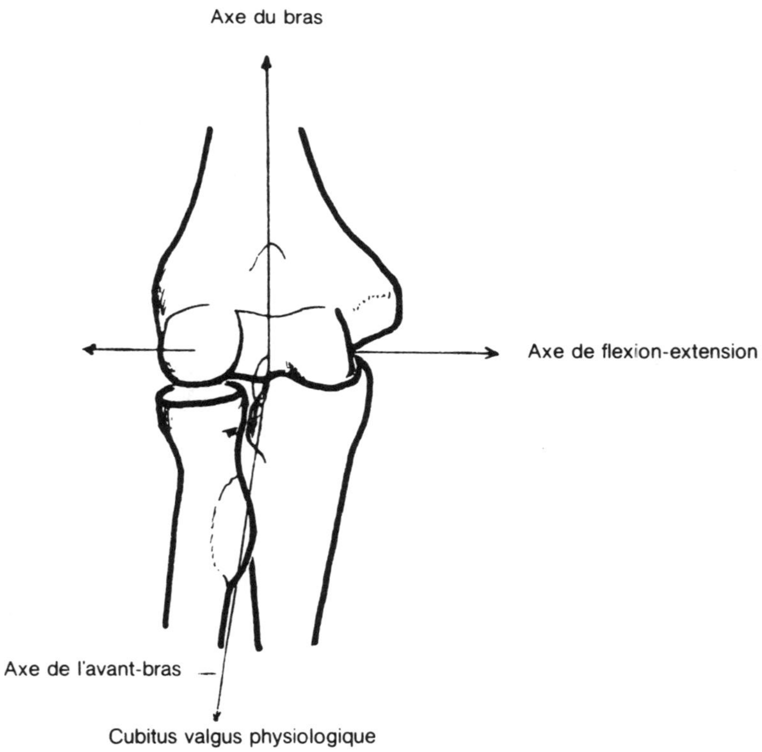

MECANIQUE ARTICULAIRE DU COUDE

Articulations radio-cubitales (ou radio-ulnariennes)

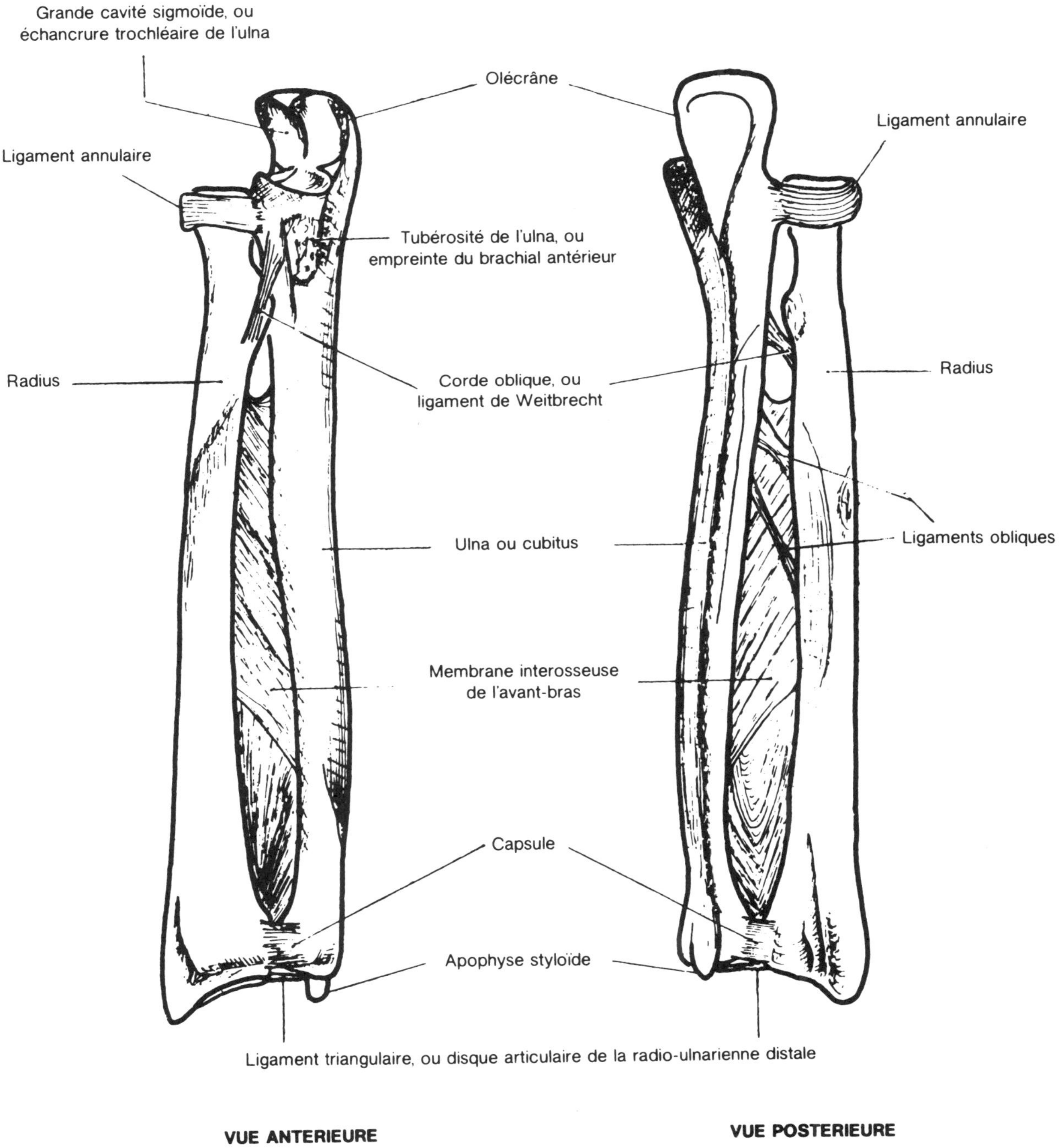

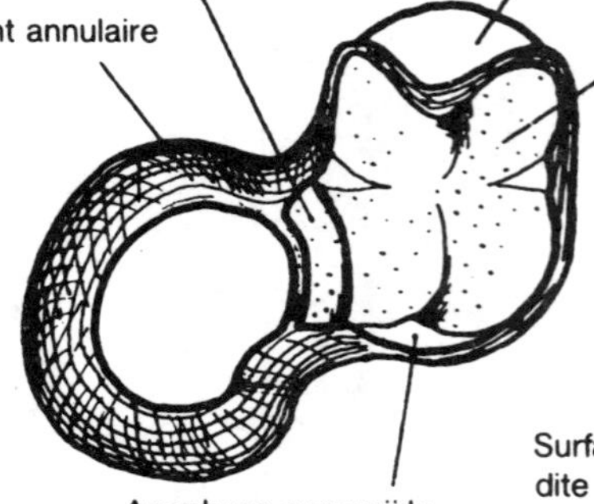

VUE SUPERIEURE DU LIGAMENT ANNULAIRE ISOLE

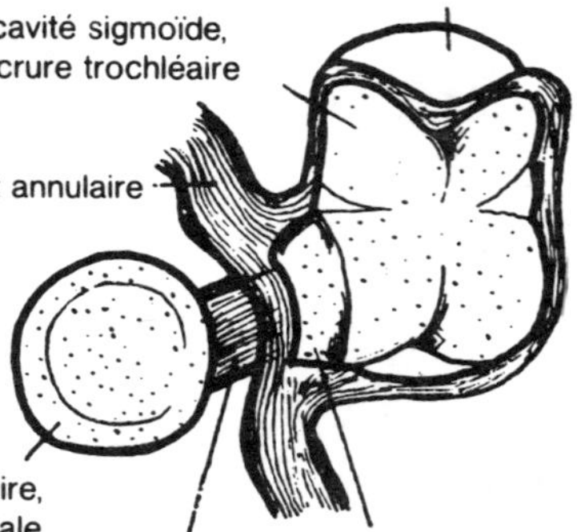

VUE SUPERIEURE DE L'ARTICULATION RADIO-CUBITALE PROXIMALE

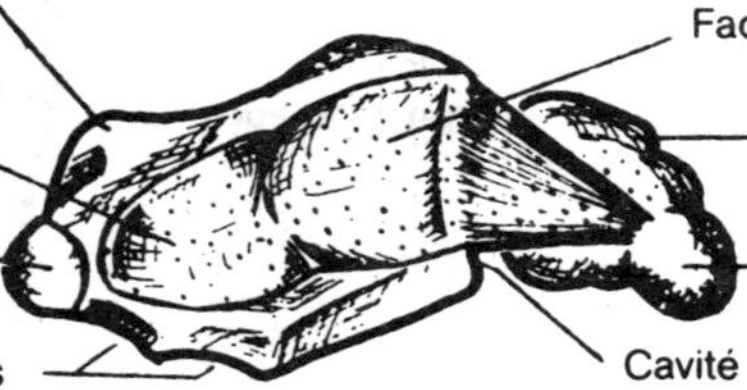

SURFACES ARTICULAIRES CARPIENNES DU RADIUS ET DE L'ULNA (CUBITUS)

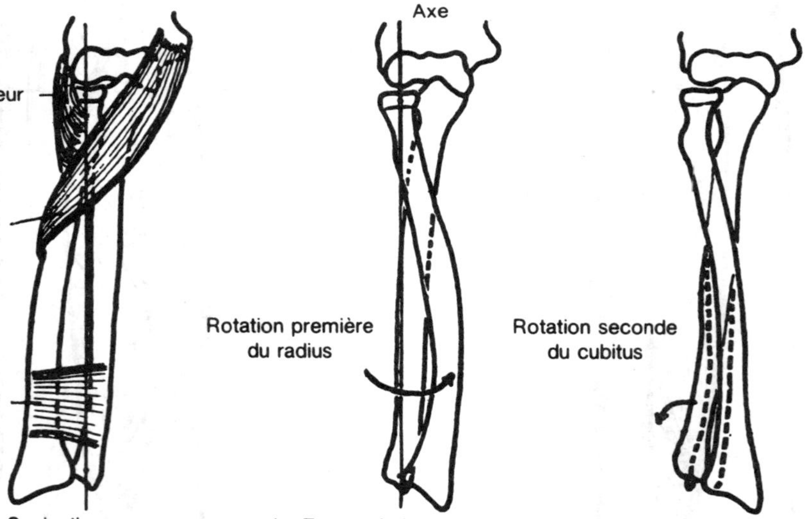

A gauche, position anatomique : supination. Au centre, le Ier temps de la pronation s'effectue par un mouvement isolé de rotation du radius autour d'un axe joignant les têtes du radius et du cubitus (ce dernier reste fixe). A droite, le 2è temps de la pronation voit le cubitus tourner à son tour autour du radius ; l'axe vertical se déplace et passe par les deux articulations radio-cubitales. La pro-supination entraine des mouvements de rotation de la main. Elle est rendue possible par les courbures inverses des deux os de l'avant-bras et par le jeu des deux articulations, complété par celui du coude.

MOUVEMENT DES ARTICULATIONS RADIO-CUBITALES : LA PRO-SUPINATION

Os de la main

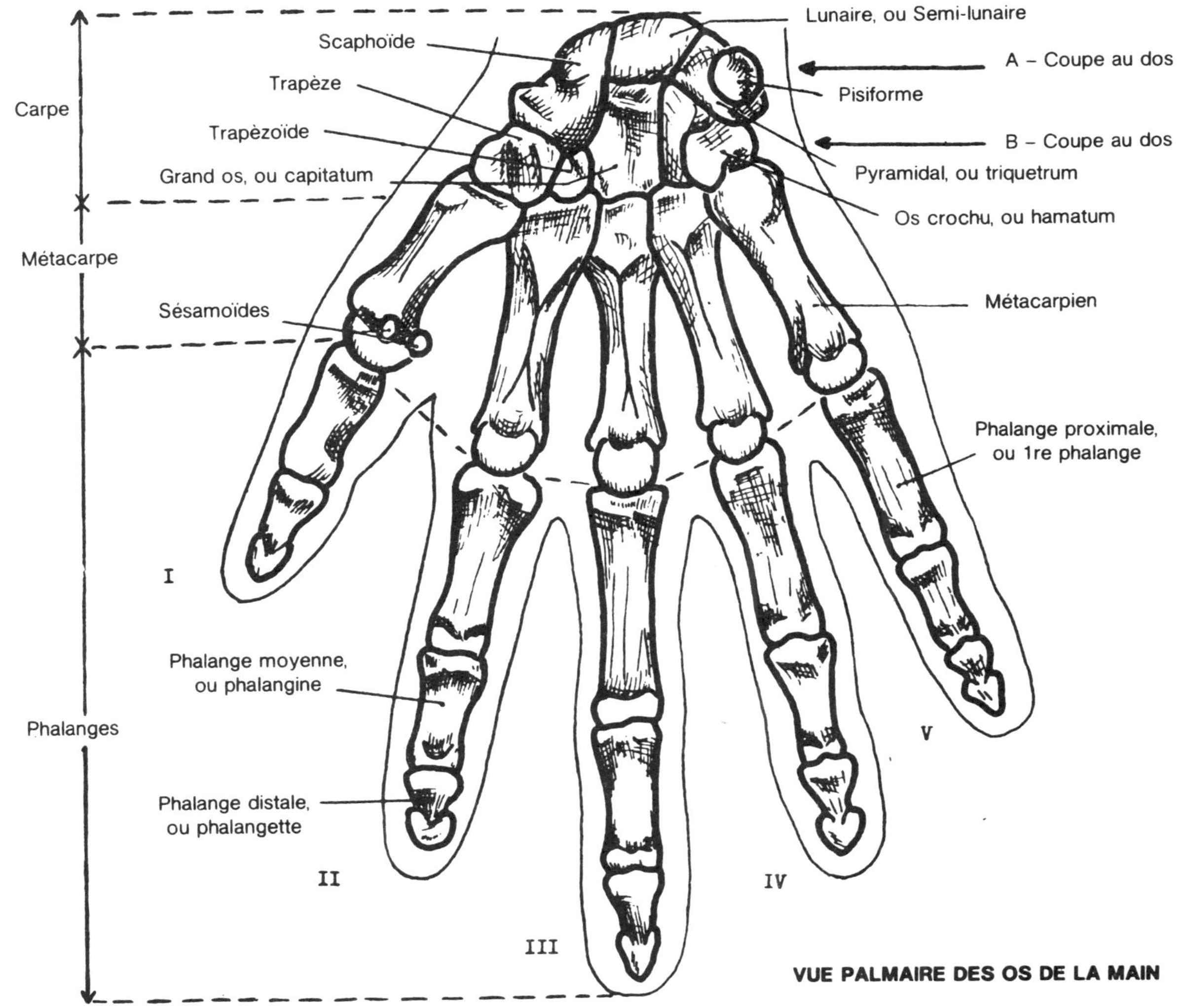

VUE PALMAIRE DES OS DE LA MAIN

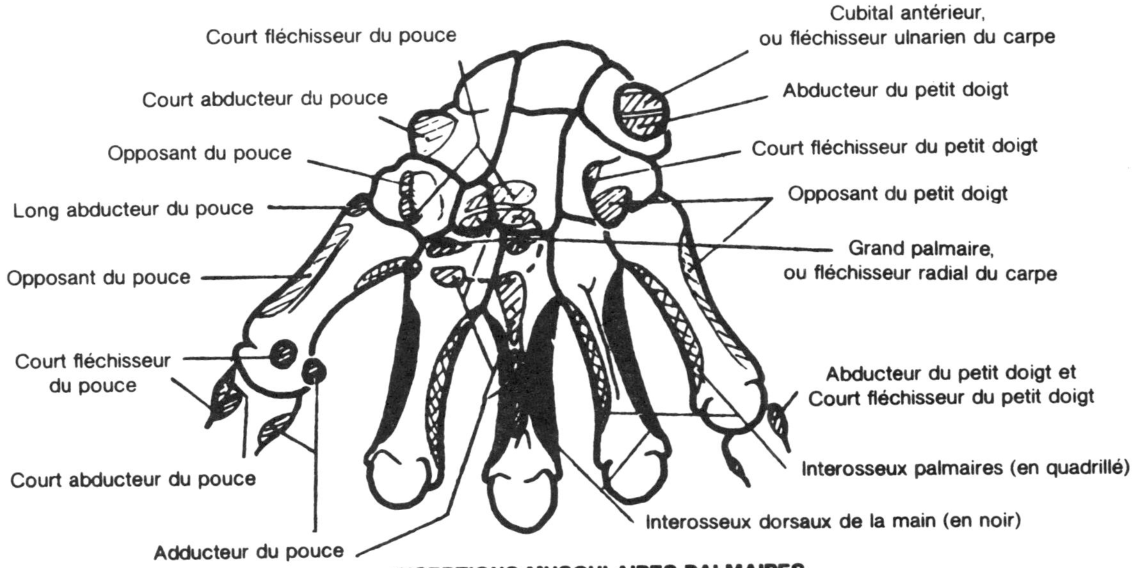

INSERTIONS MUSCULAIRES PALMAIRES

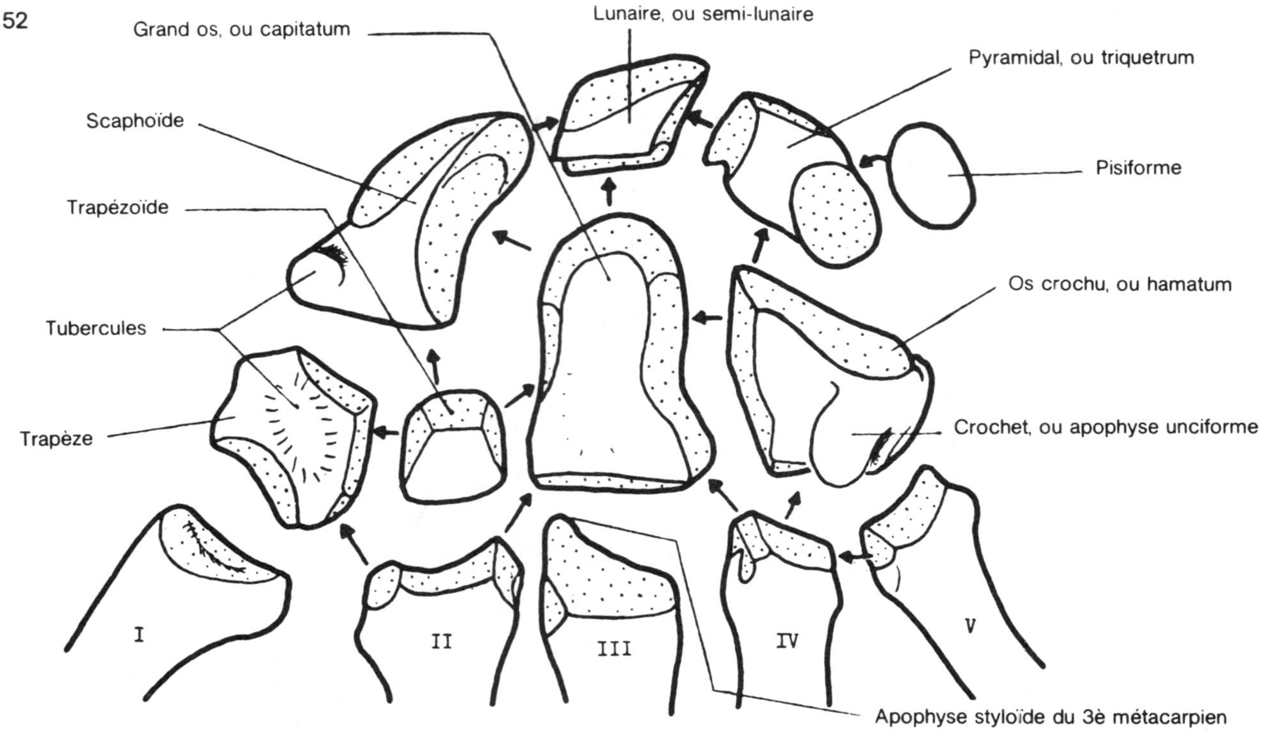

VUE PALMAIRE DES OS DU CARPE

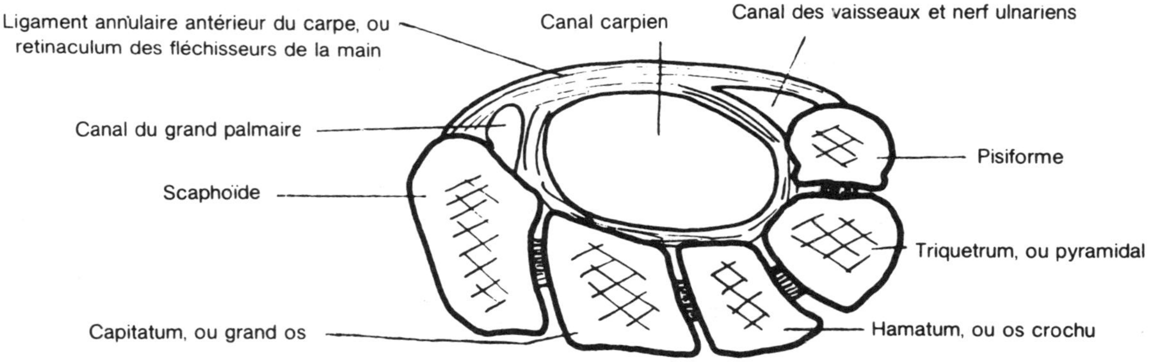

COUPE TRANSVERSALE A TRAVERS LE MILIEU DU CARPE (A)

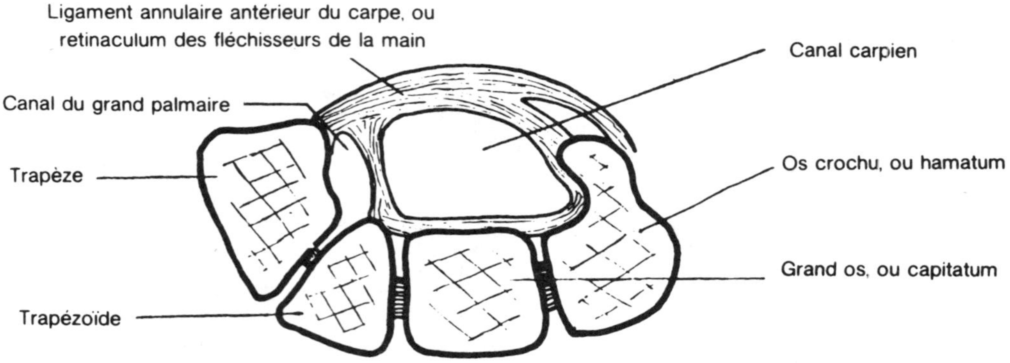

COUPE TRANSVERSALE A TRAVERS LA SECONDE RANGEE DES OS DU CARPE (B)

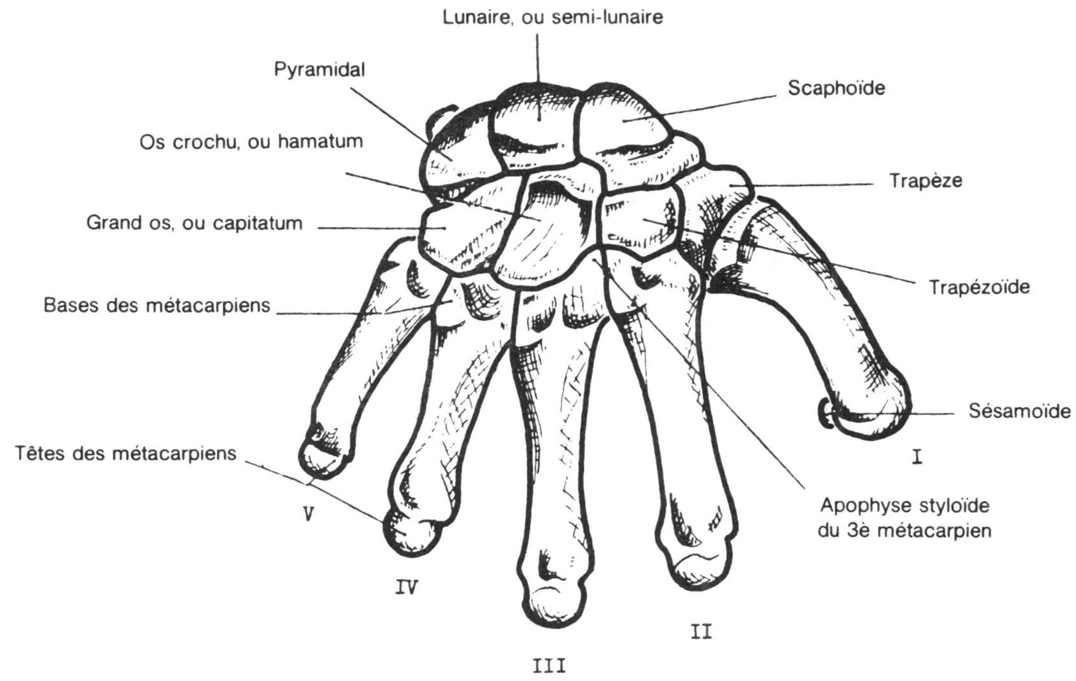

VUE DORSALE DU CARPE ET DU METACARPE

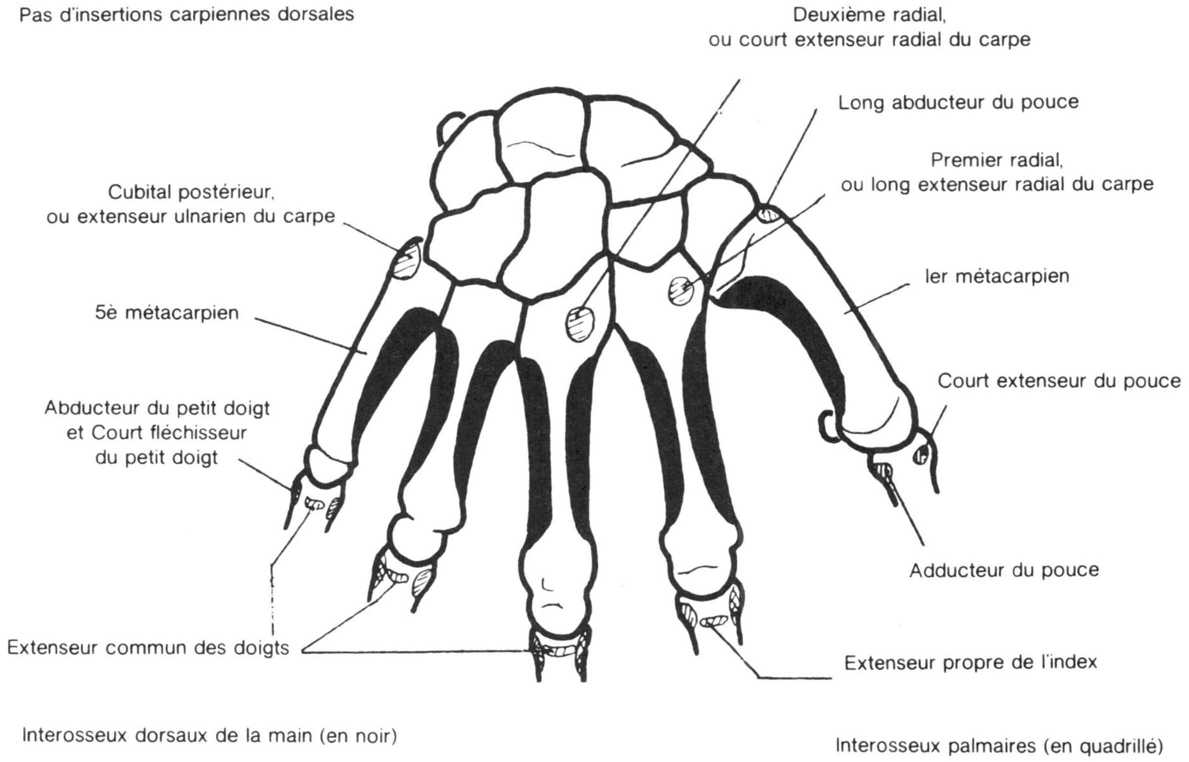

INSERTIONS MUSCULAIRES DORSALES

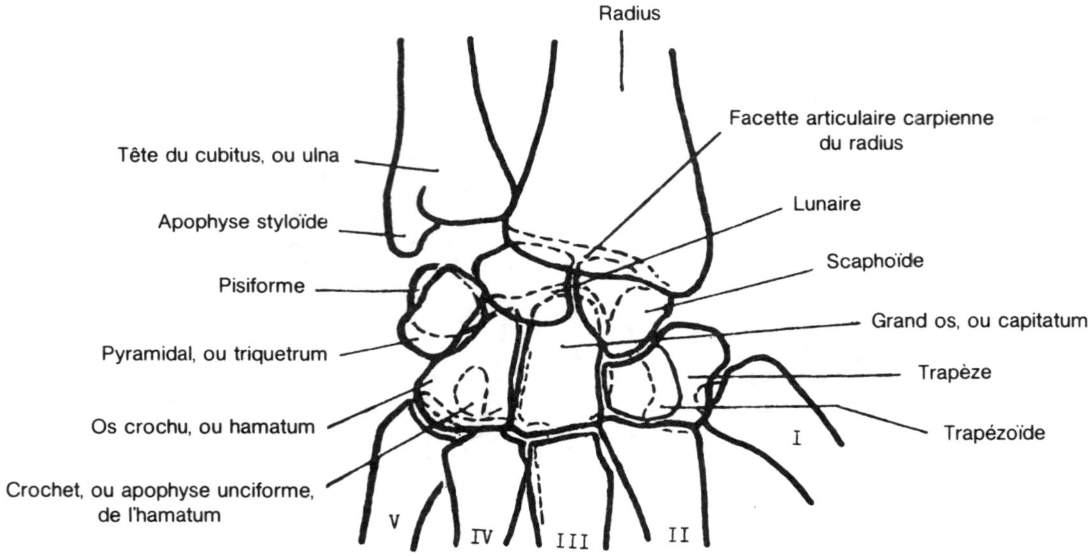

VUE RADIOLOGIQUE DU POIGNET DROIT (Face dorsale)

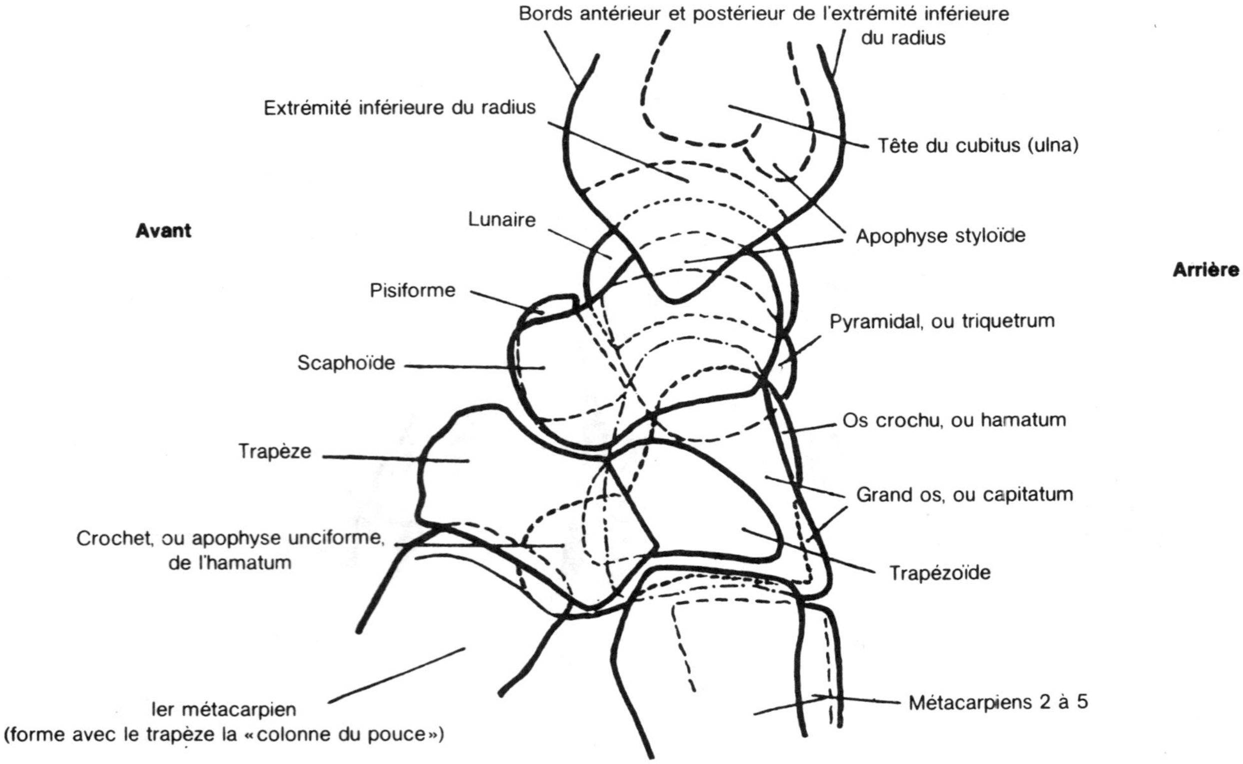

VUE RADIOLOGIQUE DU POIGNET DROIT (Profil)

Articulations du carpe

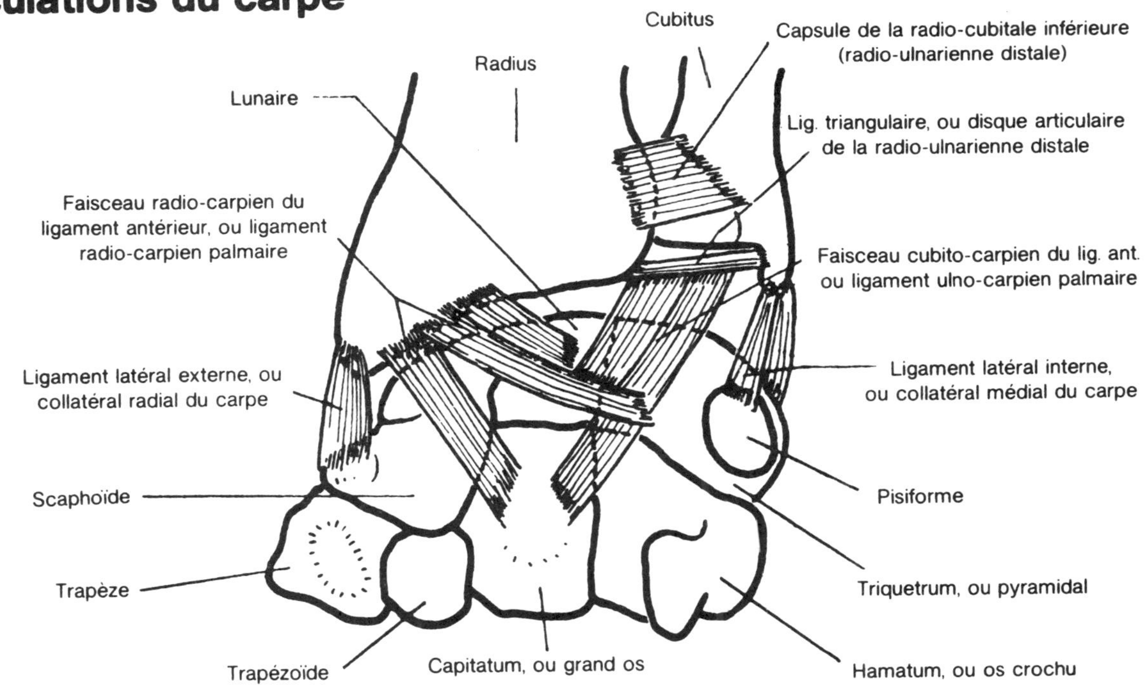

VUE PALMAIRE DE L'ARTICULATION DU POIGNET (Capsule et ligaments intercarpiens réséqués)

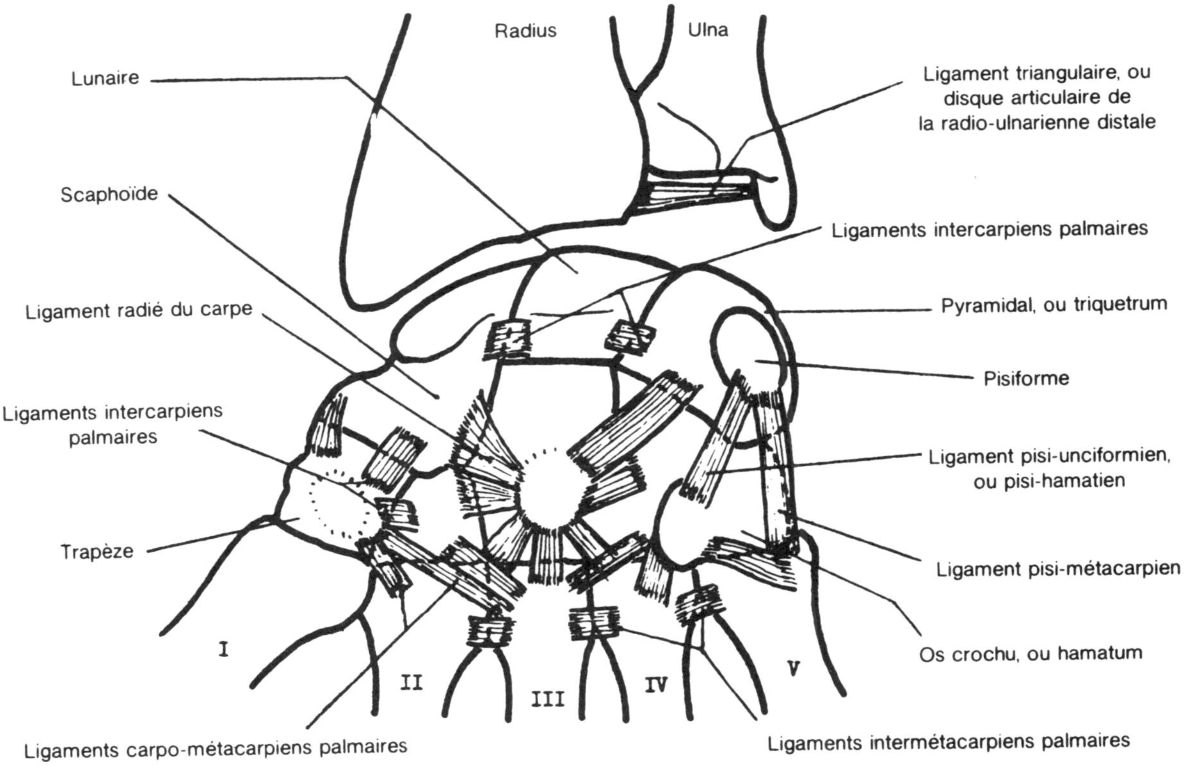

VUE PALMAIRE DE L'ARTICULATION DU POIGNET (Capsule et ligaments radio-carpiens réséqués)

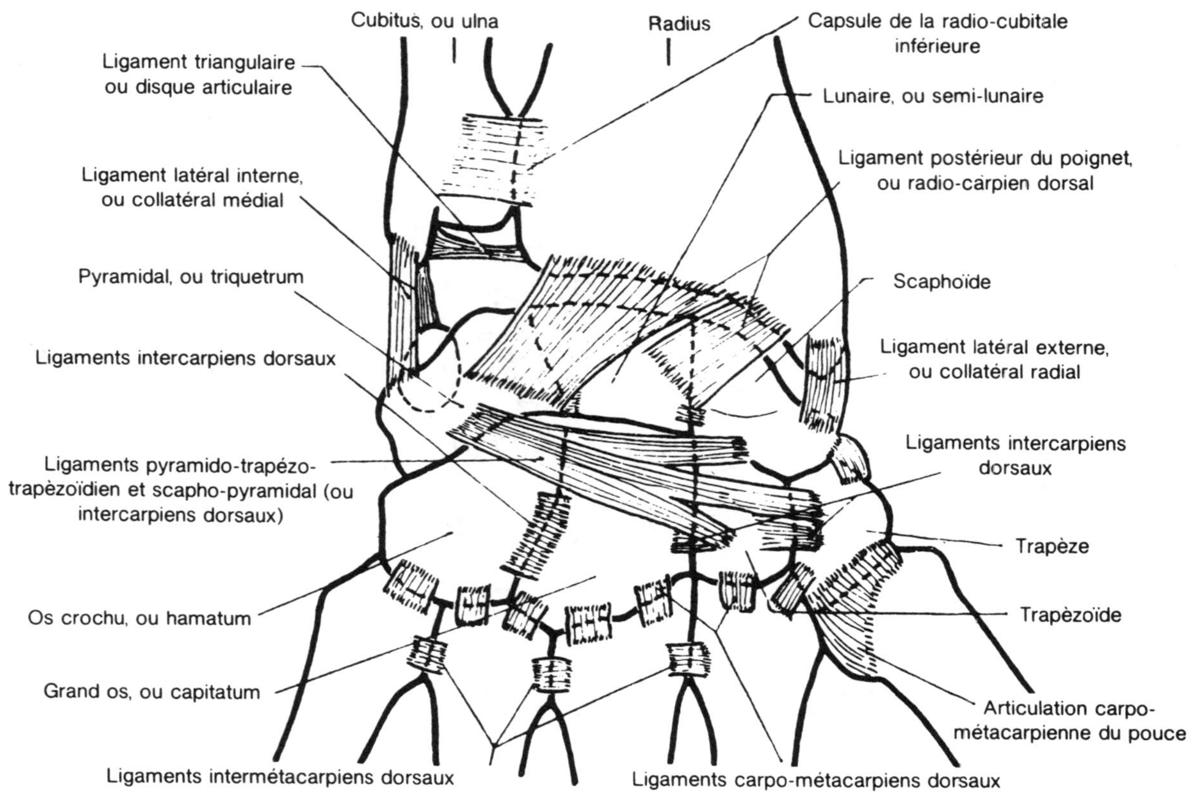

VUE DORSALE DE L'ARTICULATION DU POIGNET (Capsule réséquée)

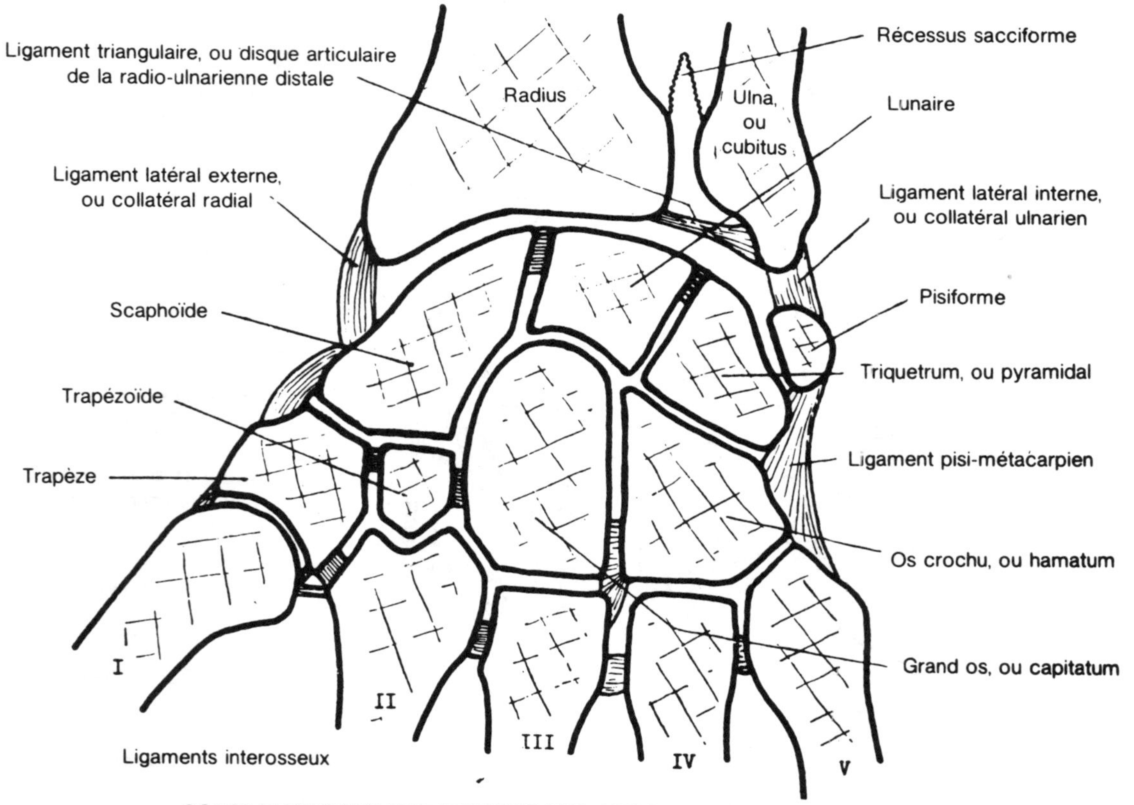

COUPE VERTICALE SCHEMATIQUE DES ARTICULATIONS DU CARPE
(montrant les cavités articulaires et les ligaments interosseux)

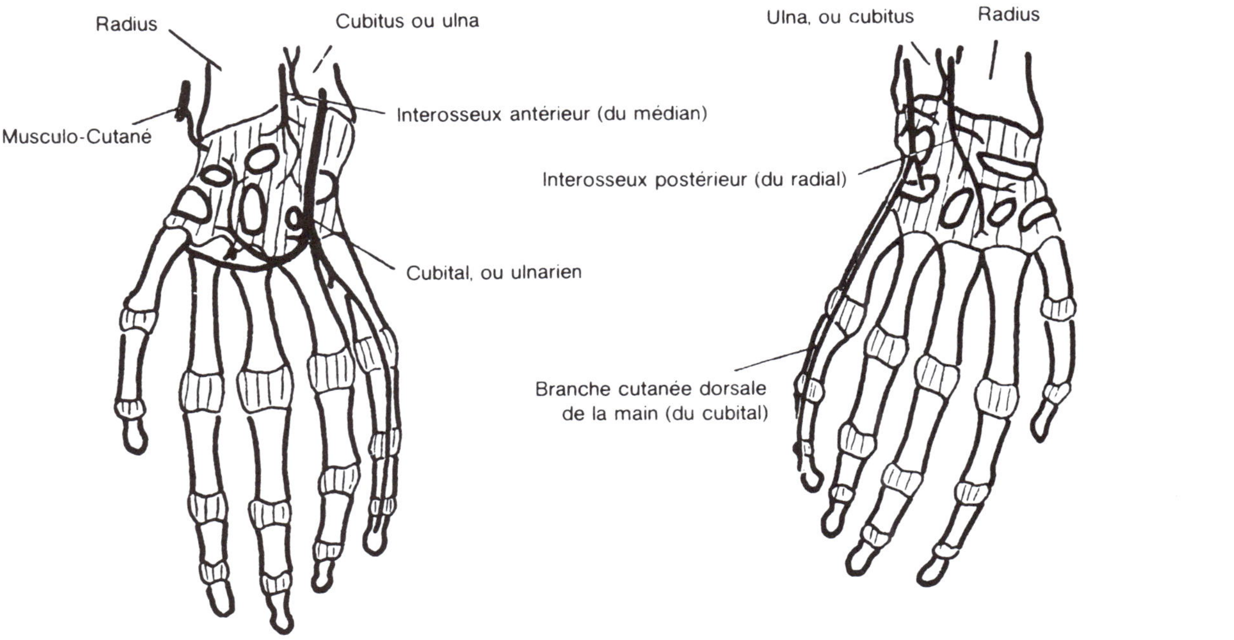

Vue palmaire

Vue dorsale

INNERVATION DU POIGNET

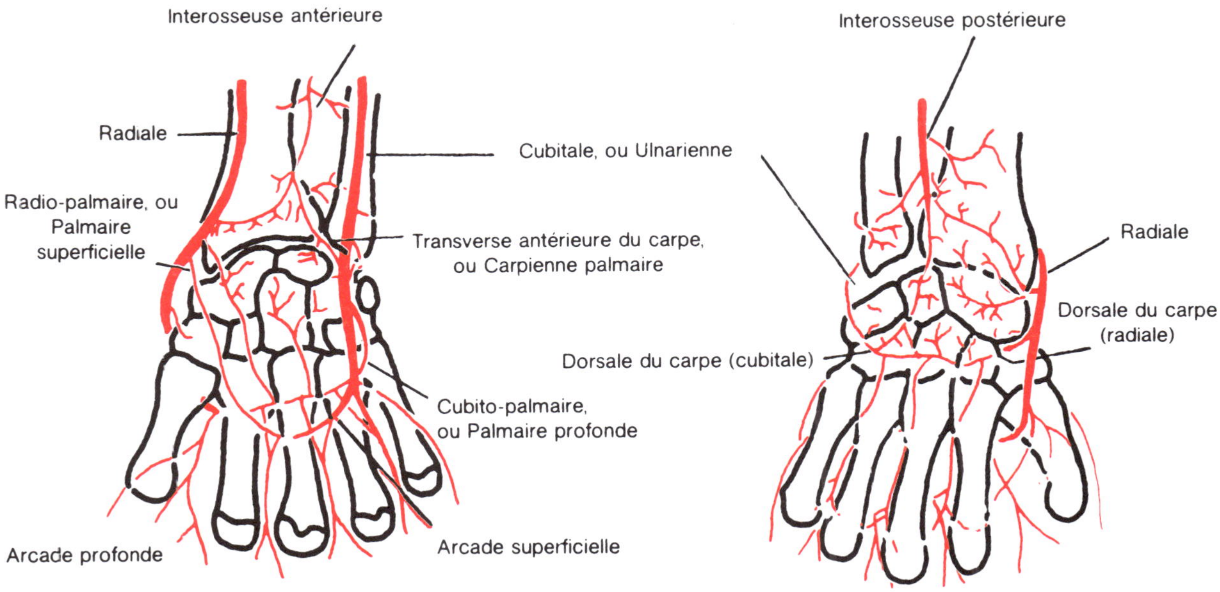

Face palmaire

Face dorsale

VASCULARISATION DU POIGNET

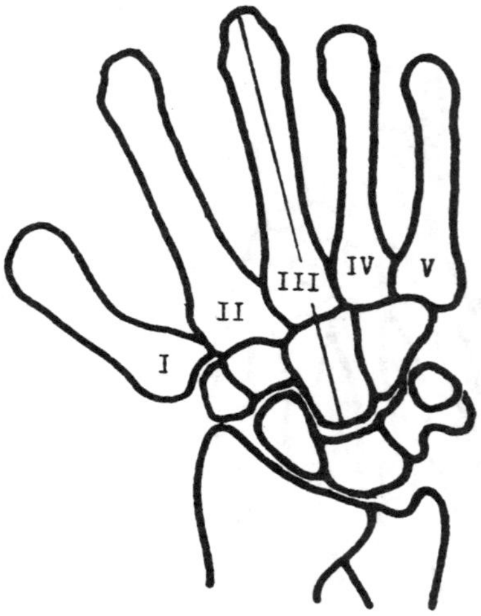

Inclinaison radiale

Elle est limitée à 15° et se fait plus dans la médio-carpienne que dans la radio-carpienne; centre approximatif du mouvement: la tête du grand os.

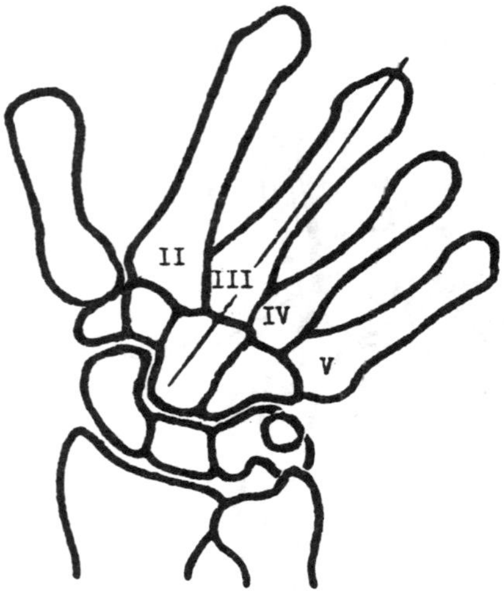

Inclinaison cubitale (ulnarienne

Elle atteint 40° et se fait aussi plus dans la médio-carpienne que dans la radio-carpienne; centre: tête du grand os.

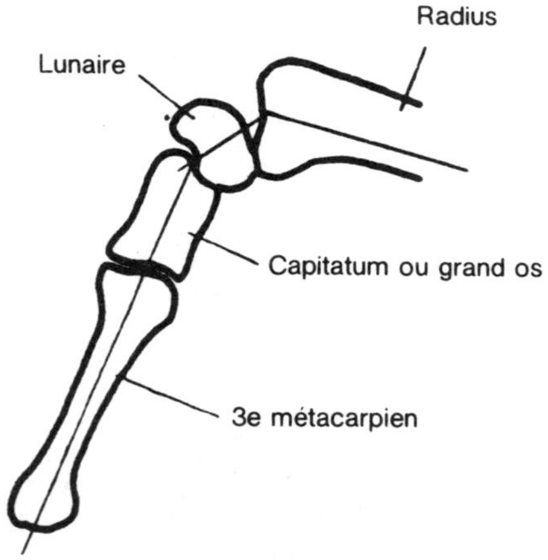

Flexion du poignet

Elle atteint 80° et se fait plus dans la radio-carpienne que dans la médio-carpienne; axe du mouvement passant par la tête du grand os.

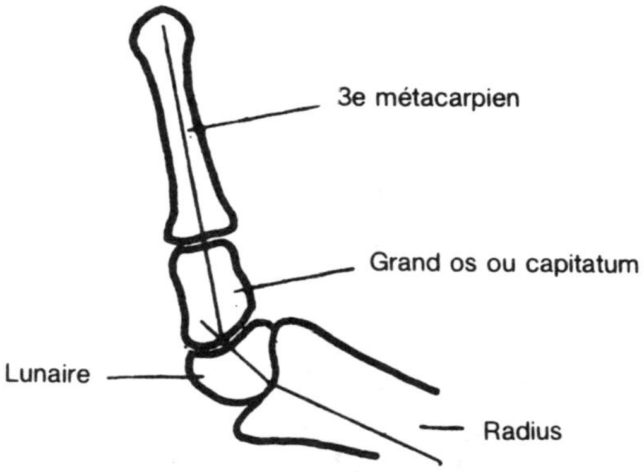

Extension du poignet

Elle atteint aussi 80°, mais se fait plus dans la médio-carpienne que dans la radio-carpienne; même axe que pour la flexion.

MOUVEMENTS DES ARTICULATIONS DU POIGNET

Os coxal

Os complexe, formant avec le sacrum la **«ceinture pelvienne».**
Mise en place:
mettre en dehors la cavité articulaire hémisphérique,
en bas le grand orifice,
en arrière la grande échancrure d'un des bords.

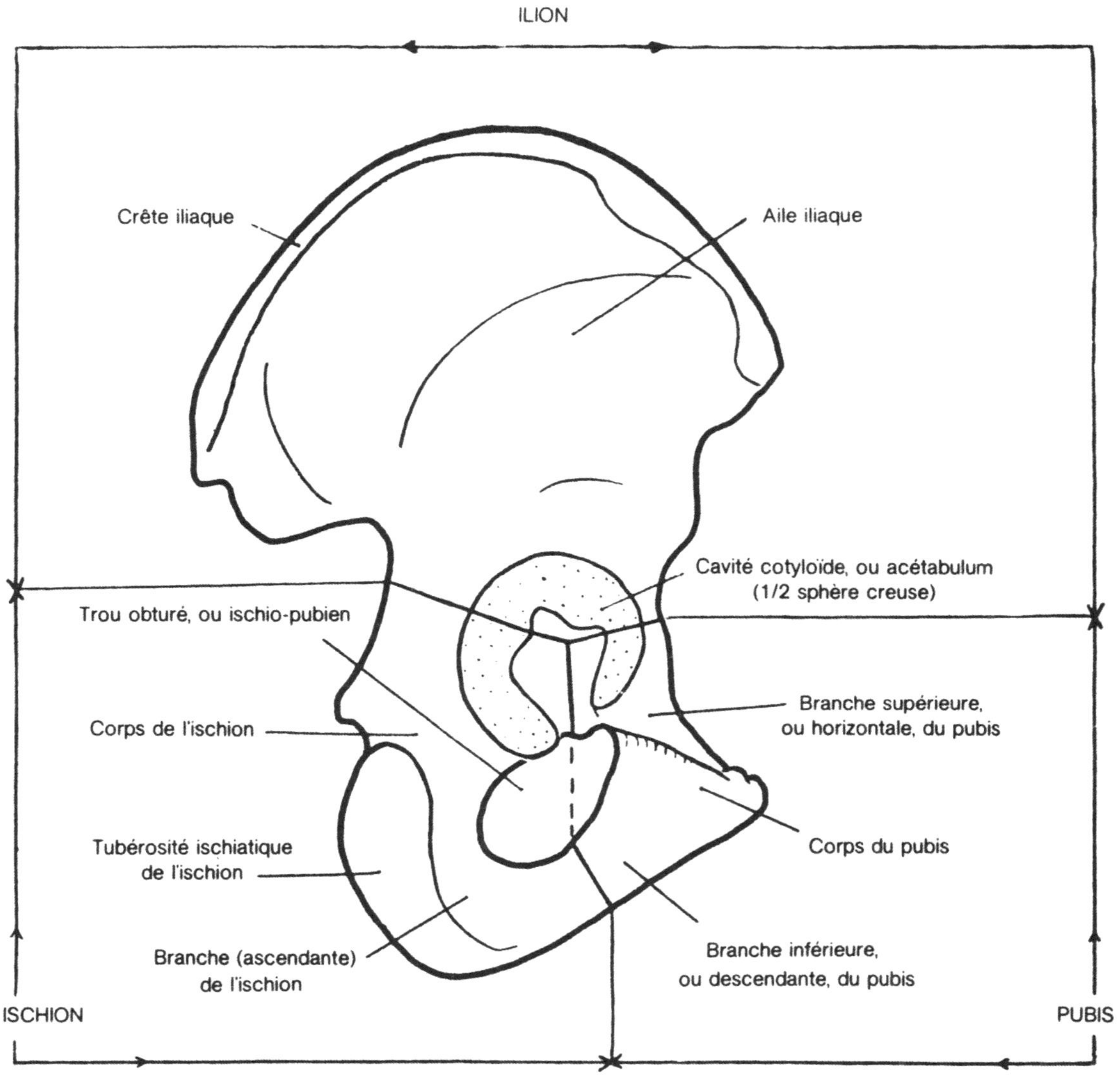

LES 3 CONSTITUANTS DE L'OS COXAL: ILION, ISCHION ET PUBIS

(Colorier chaque partie d'une couleur différente)

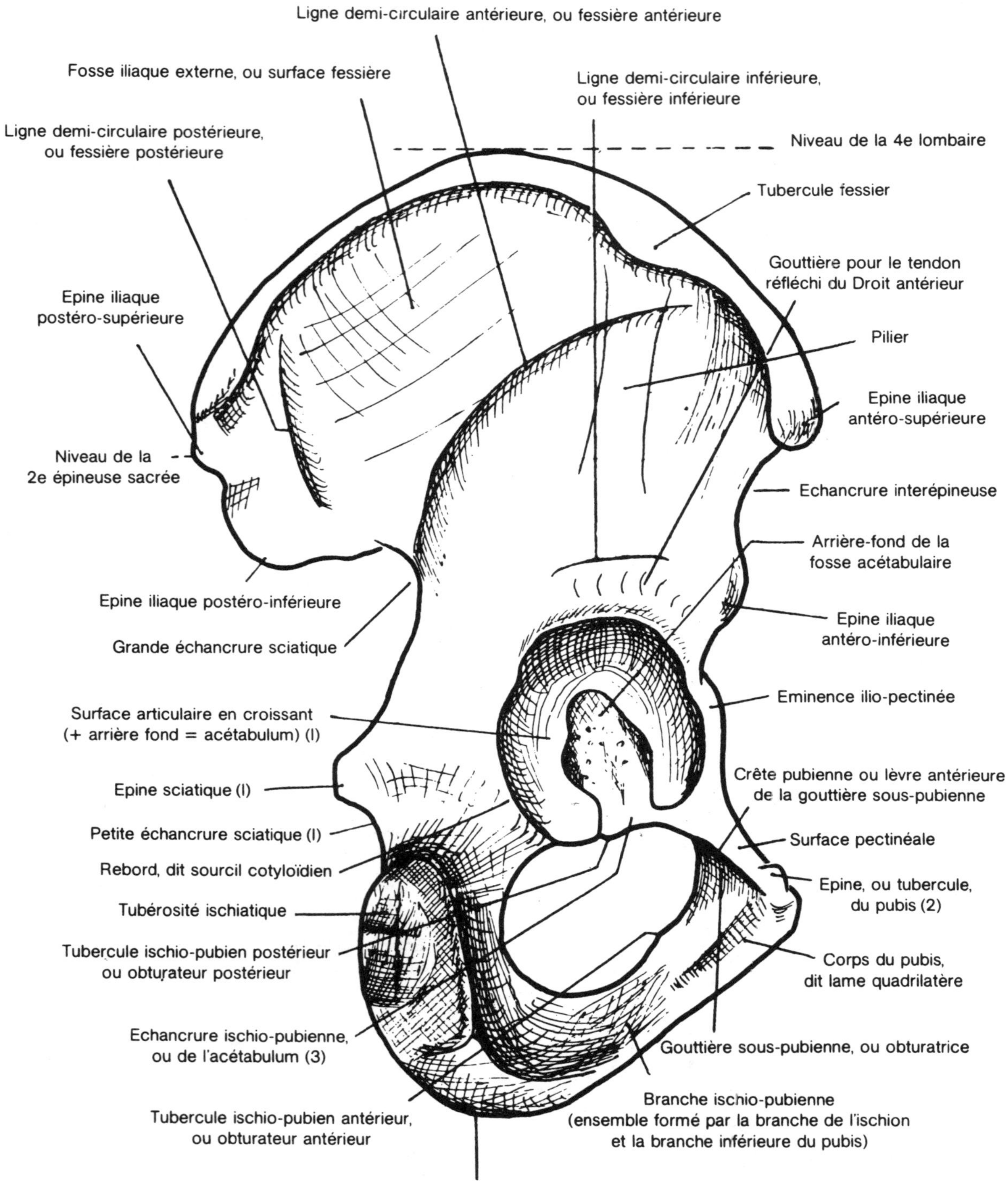

FACE LATERALE DE L'OS COXAL

(I) « Sciatique » est une contraction de ischiatique (2) Il n'existe pas de colline des adducteurs
(3) Les échancrures ilio-pubienne et ilio-ischiatique sont à peine marquées et sans importance.

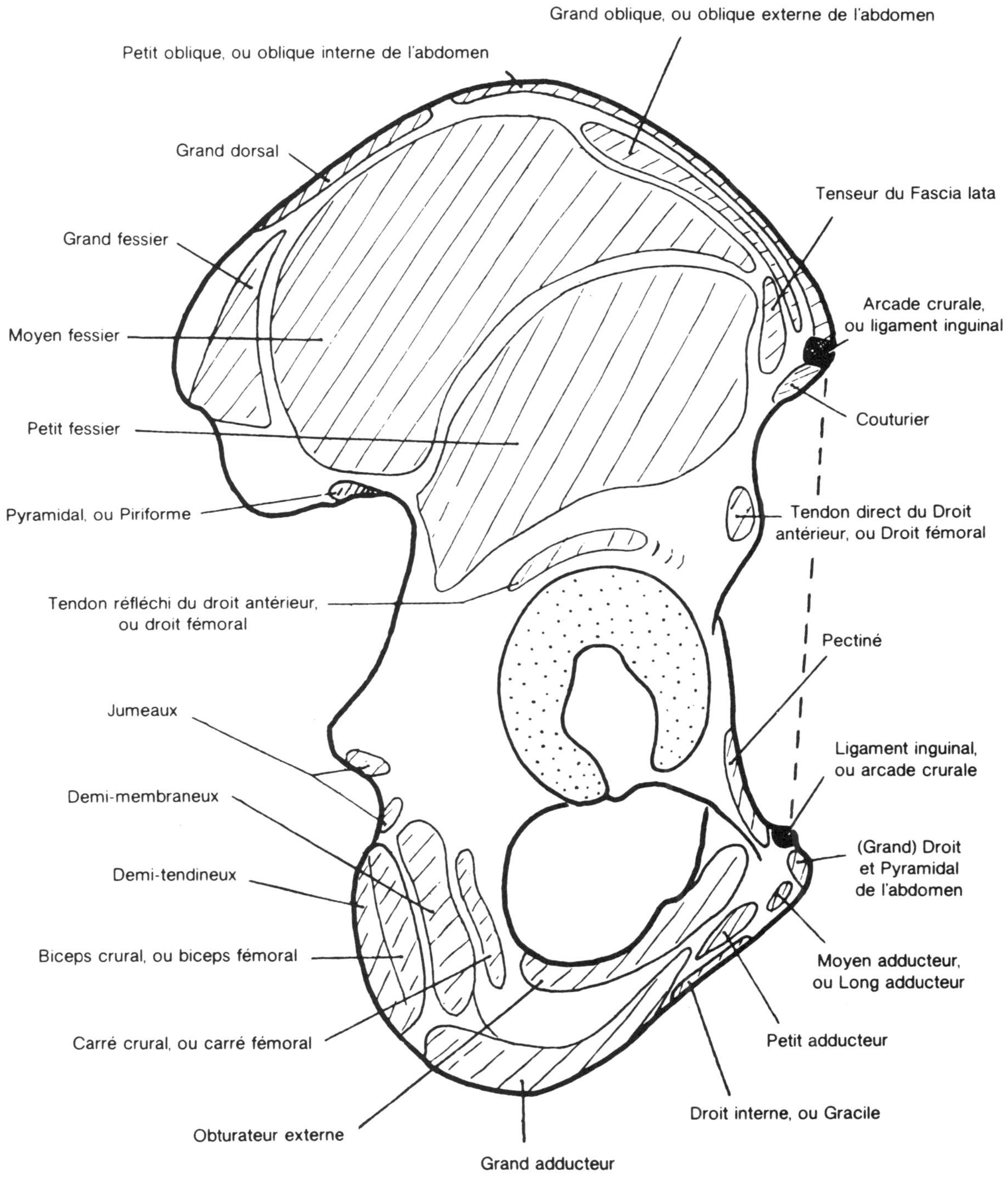

INSERTIONS MUSCULAIRES LATERALES

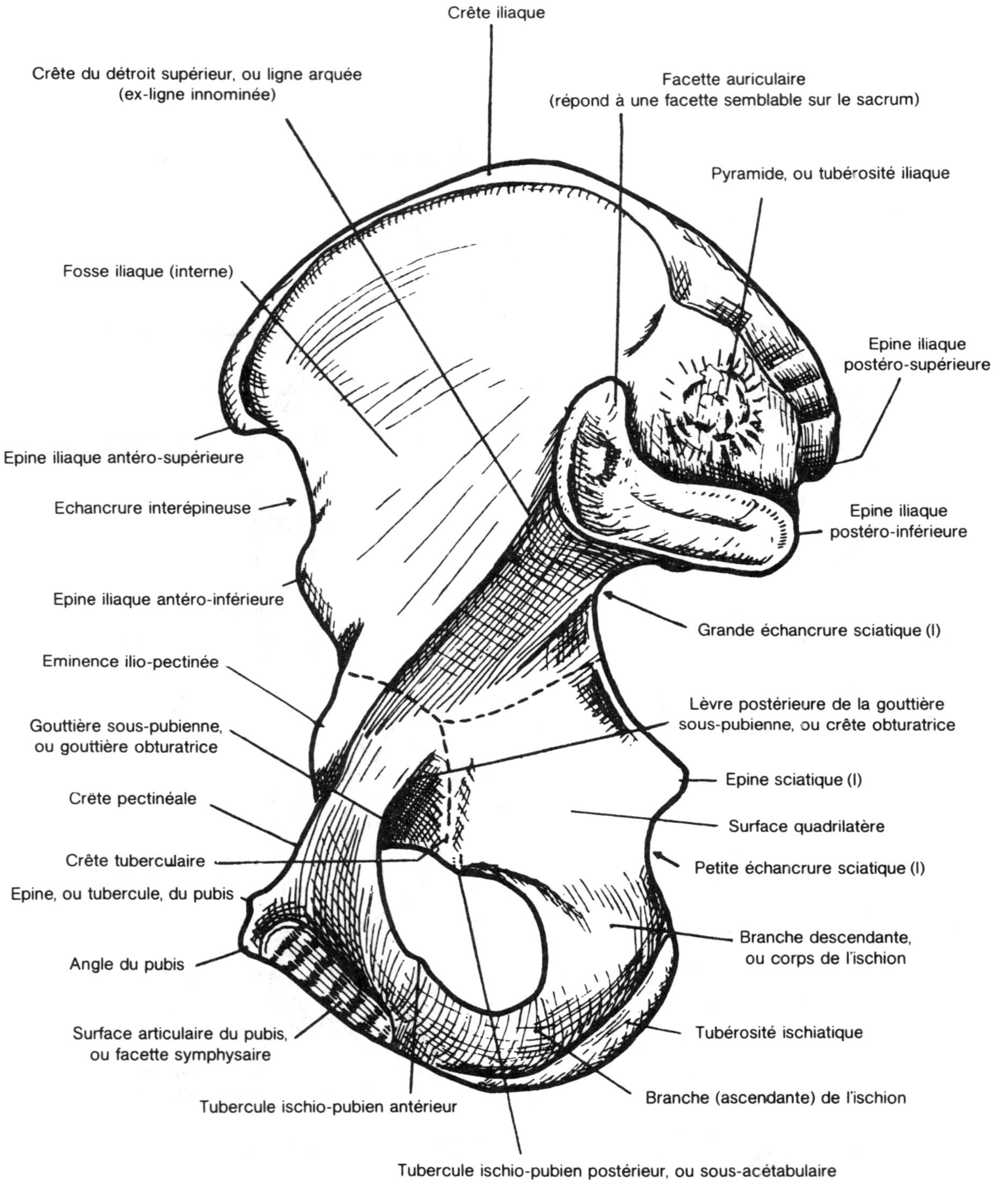

FACE MEDIALE DE L'OS COXAL

(I) « Sciatique » est une contraction de ischiatique.

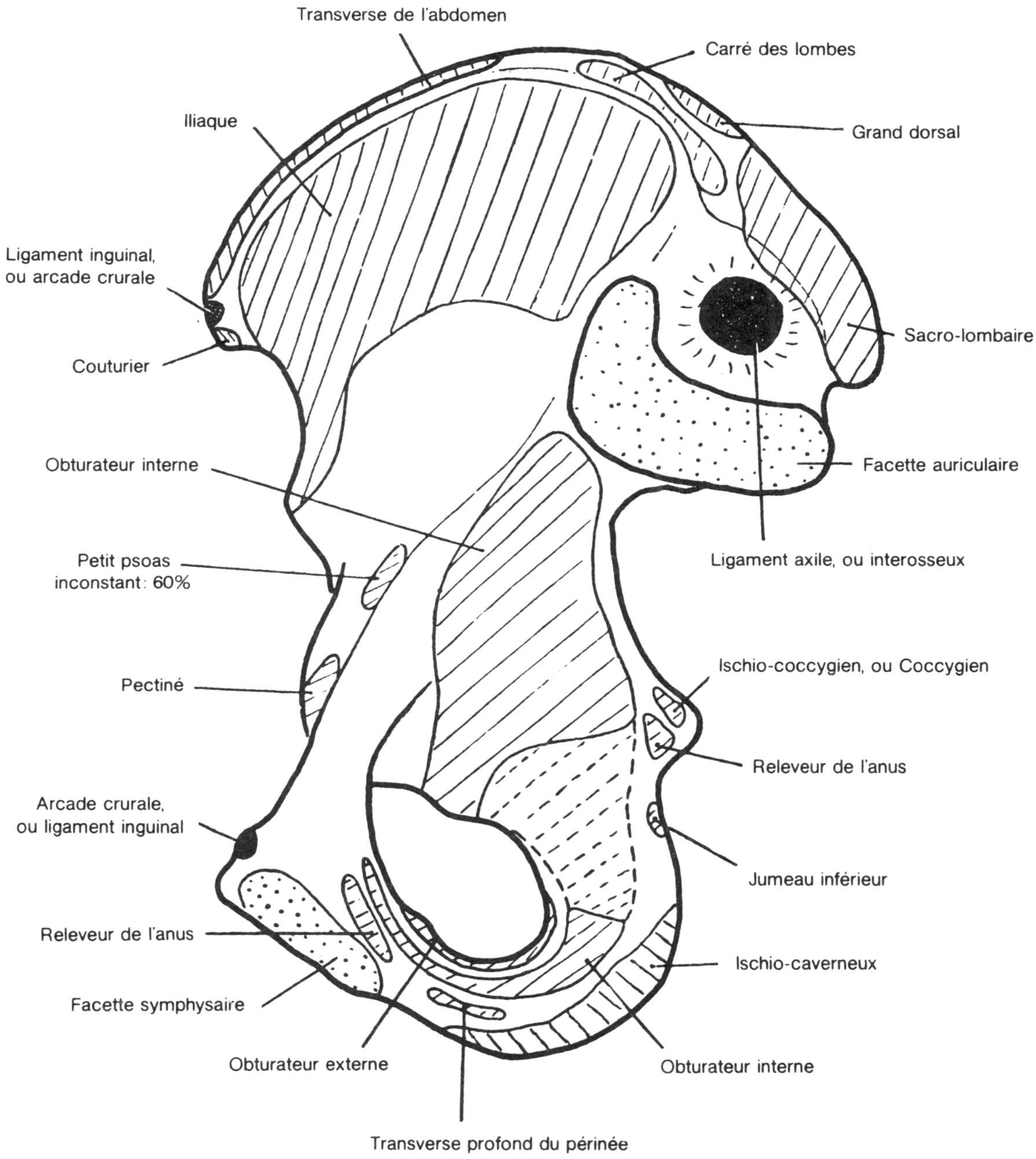

INSERTIONS MUSCULAIRES MEDIALES

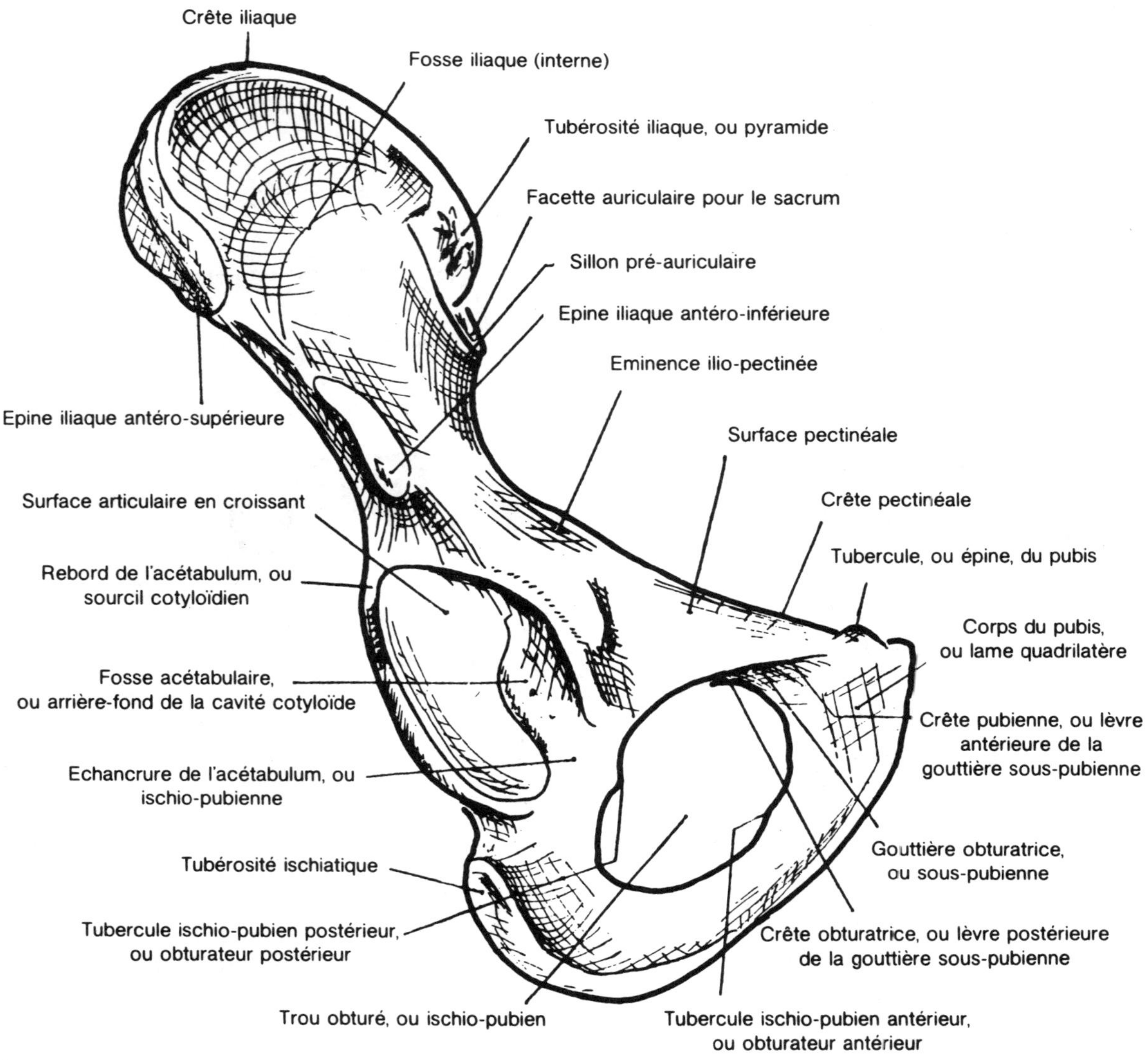

VUE ANTERIEURE DE L'OS COXAL

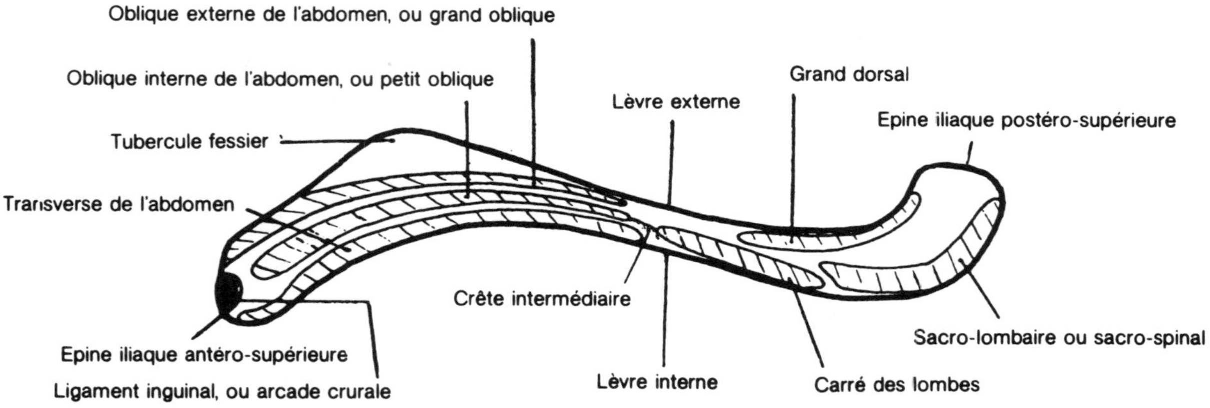

VUE SUPERIEURE DE LA CRETE ILIAQUE

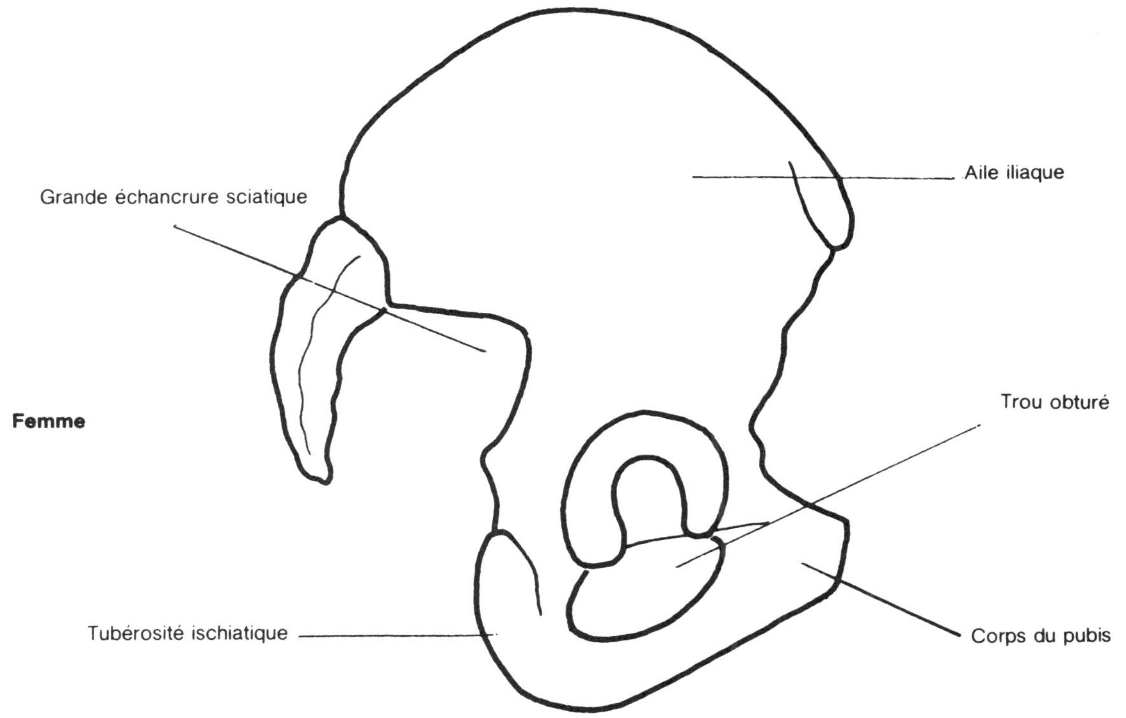

Chez la femme, la grande échancrure sciatique est plus ouverte, le pubis est plus long et rectangulaire; le trou obturé est plus triangulaire qu'ovalaire, les tubérosités ischiatiques sont déjetées en bas et en dehors; l'os est plus mince, les ailes iliaques sont translucides. Le bassin est l'ensemble qui possède le maximum de caractères sexuels. Voir aussi à «Bassin», fascicule 2 (squelette axial).

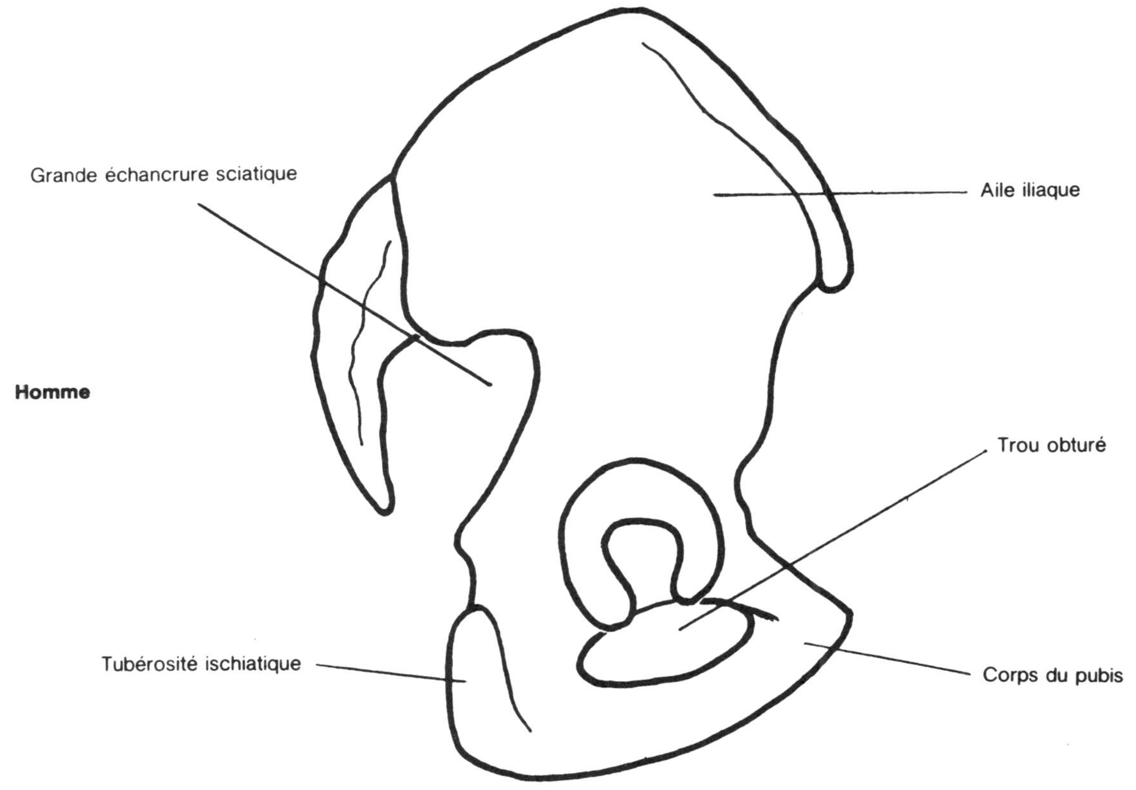

CARACTERES SEXUELS DE L'OS COXAL (De profil)

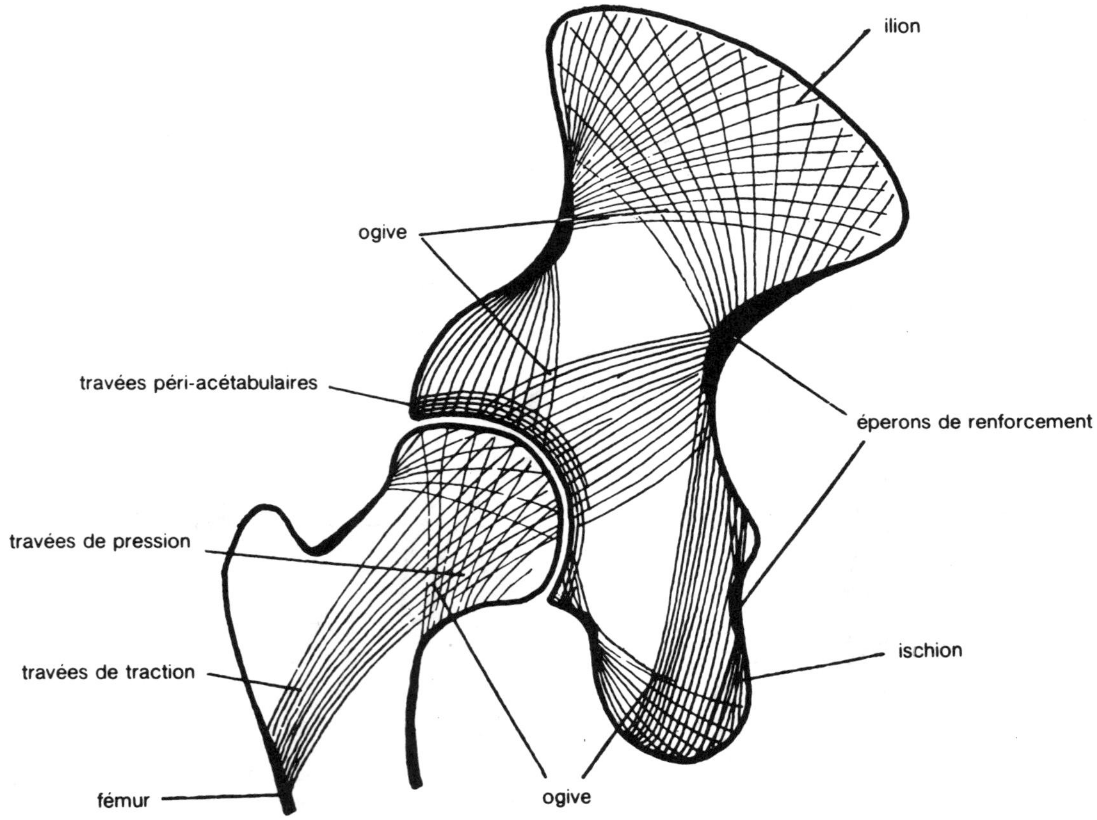

ARCHITECTURE INTERNE DE L'OS COXAL (Diagramme)

Le pubis, non figuré, a une trabéculation indifférenciée. L'ischion présente une ogive renversée. L'ilion, en dépit de son aspect d'os plat, possède un double système ogival, comme les os longs; certaines travées se poursuivent avec celles de l'ischion, d'autres sont prolongées par celles de la tête fémorale: ainsi se trouve réalisée la transmission du poids du corps, de la sacro-iliaque à la coxo-fémorale. Des contreforts, ou éperons, accompagnent les ogives et figurent le tissu compact diaphysaire.

Fémur

Os le plus long de l'organisme
Mise en place:
mettre en bas la plus grosse extrémité, en arrière l'échancrure qui la subdivise en deux.
L'extrémité supérieure hémisphérique indique le côté interne (médial).

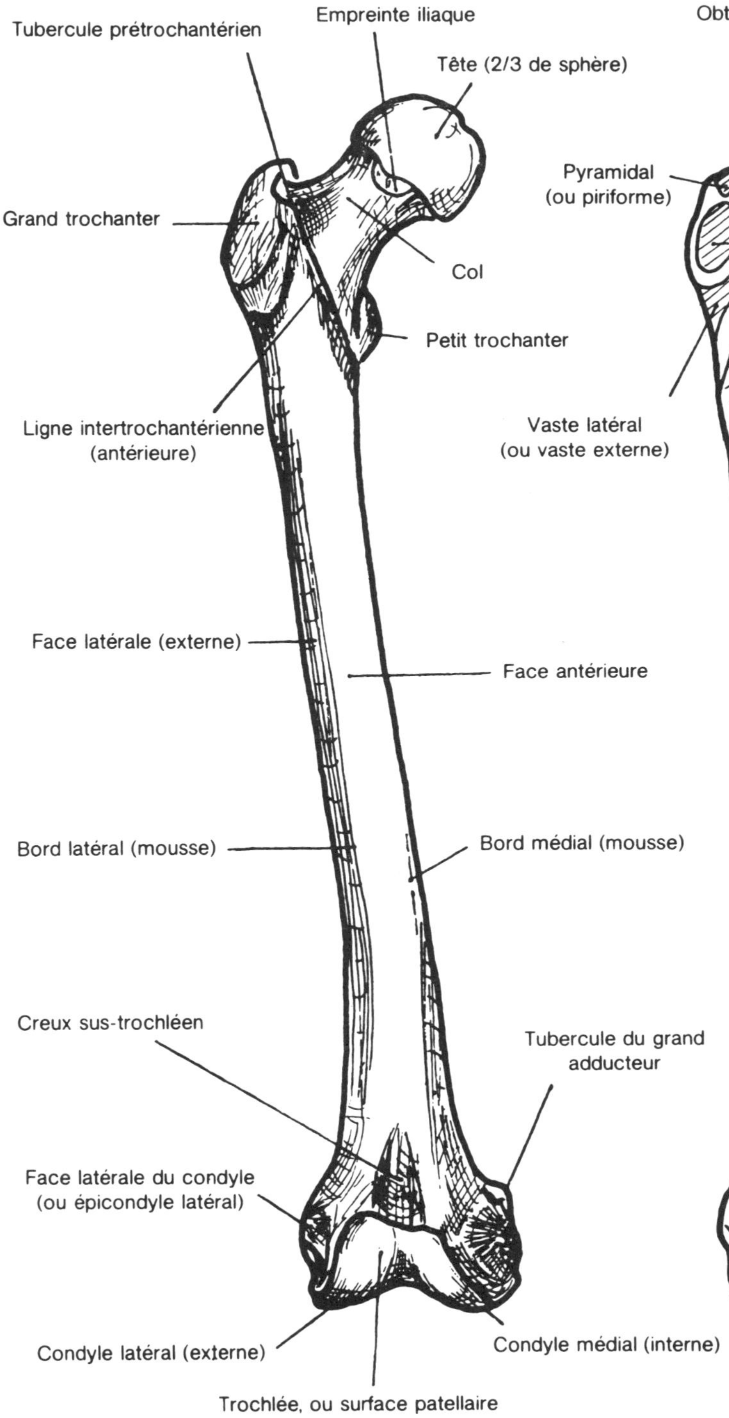

VUE ANTERIEURE DU FEMUR

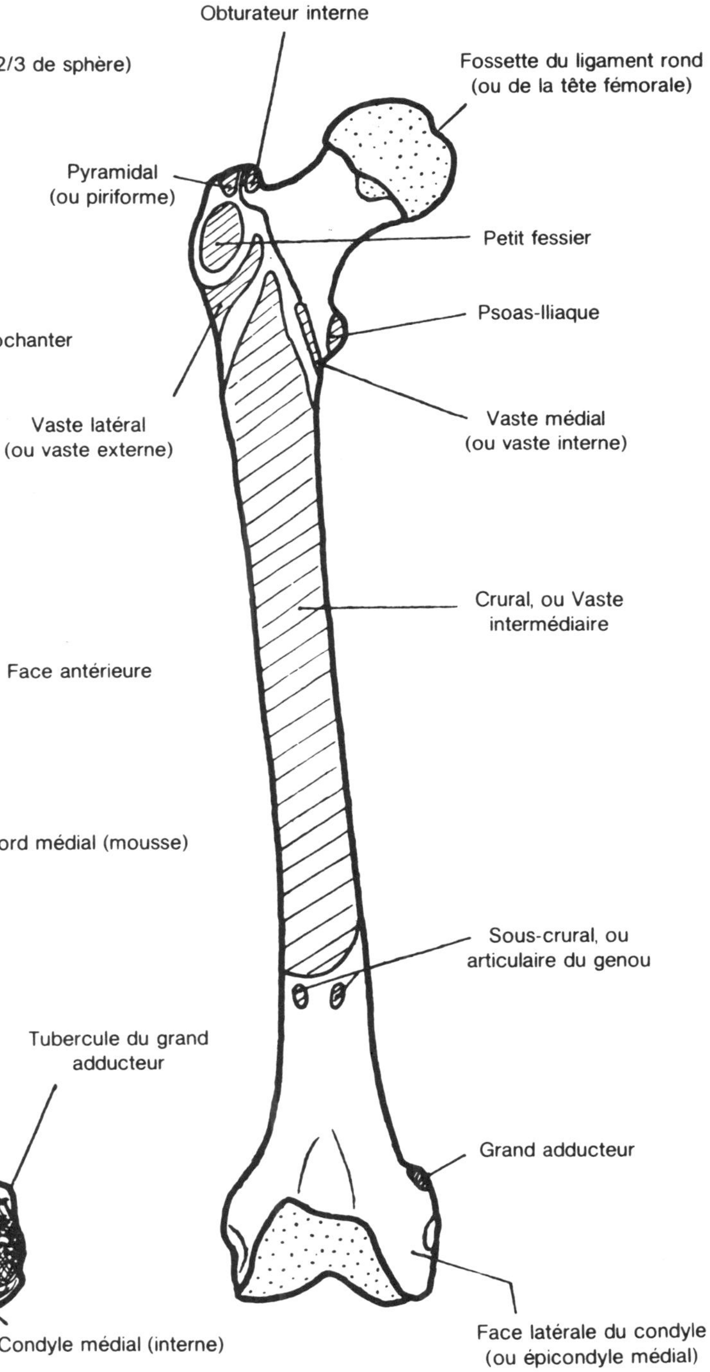

INSERTIONS MUSCULAIRES ANTERIEURES

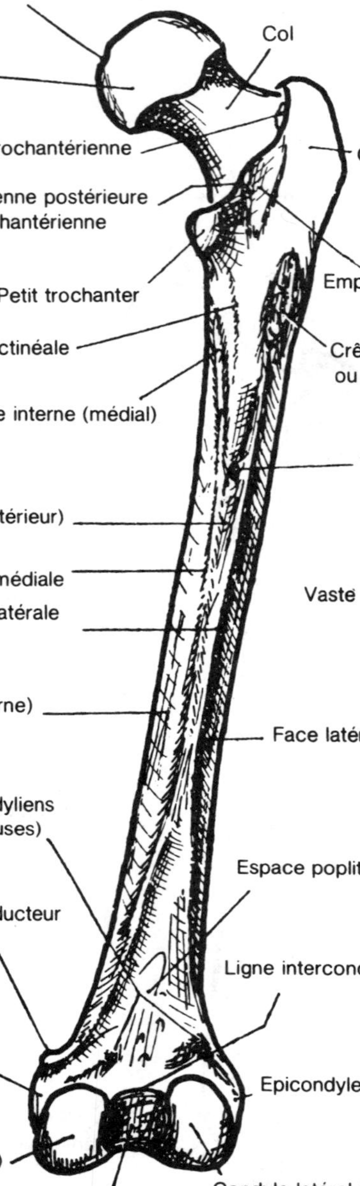

VUE POSTERIEURE DU FEMUR

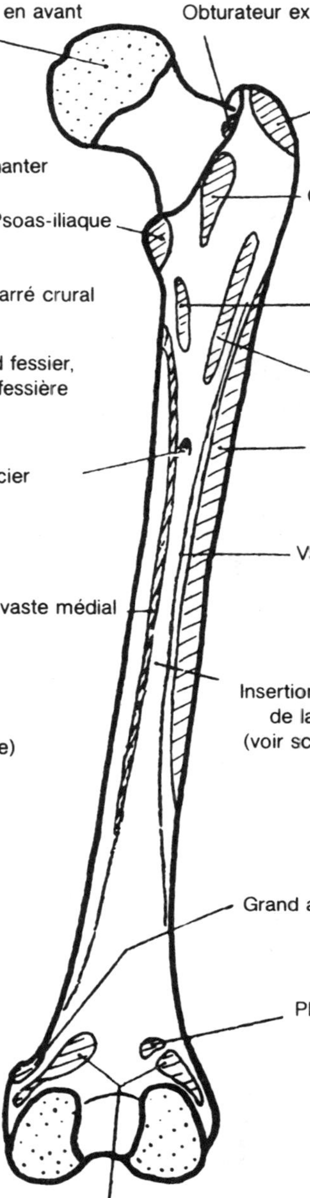

INSERTIONS MUSCULAIRES POSTERIEURES

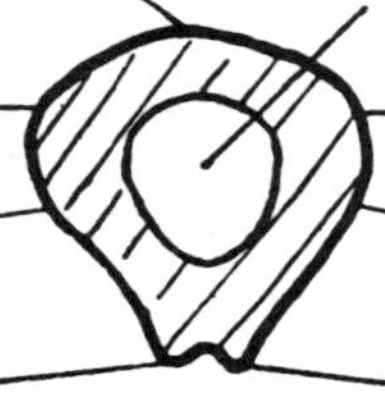

COUPE TRANSVERSALE DU FEMUR

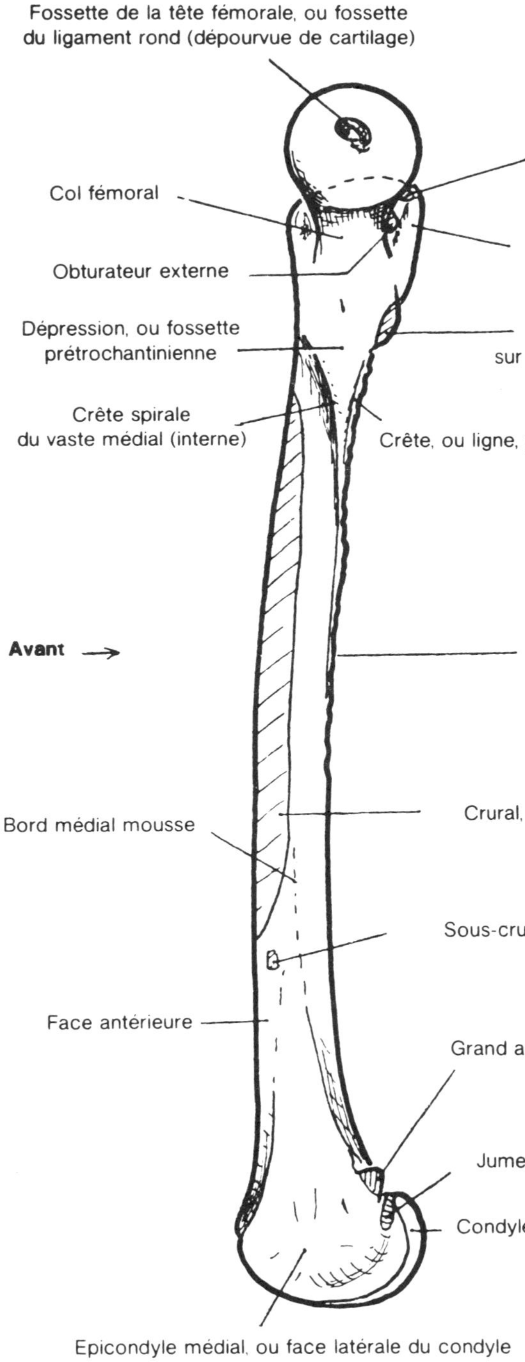

VUE MEDIALE DU FEMUR

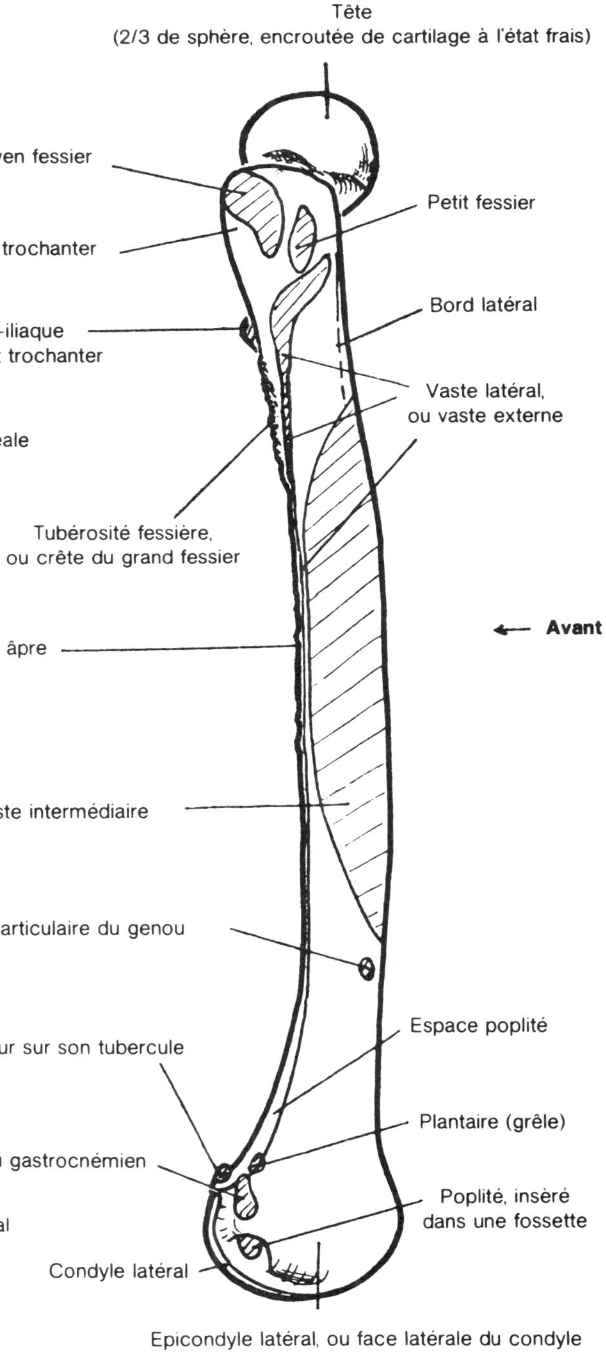

VUE LATERALE DU FEMUR

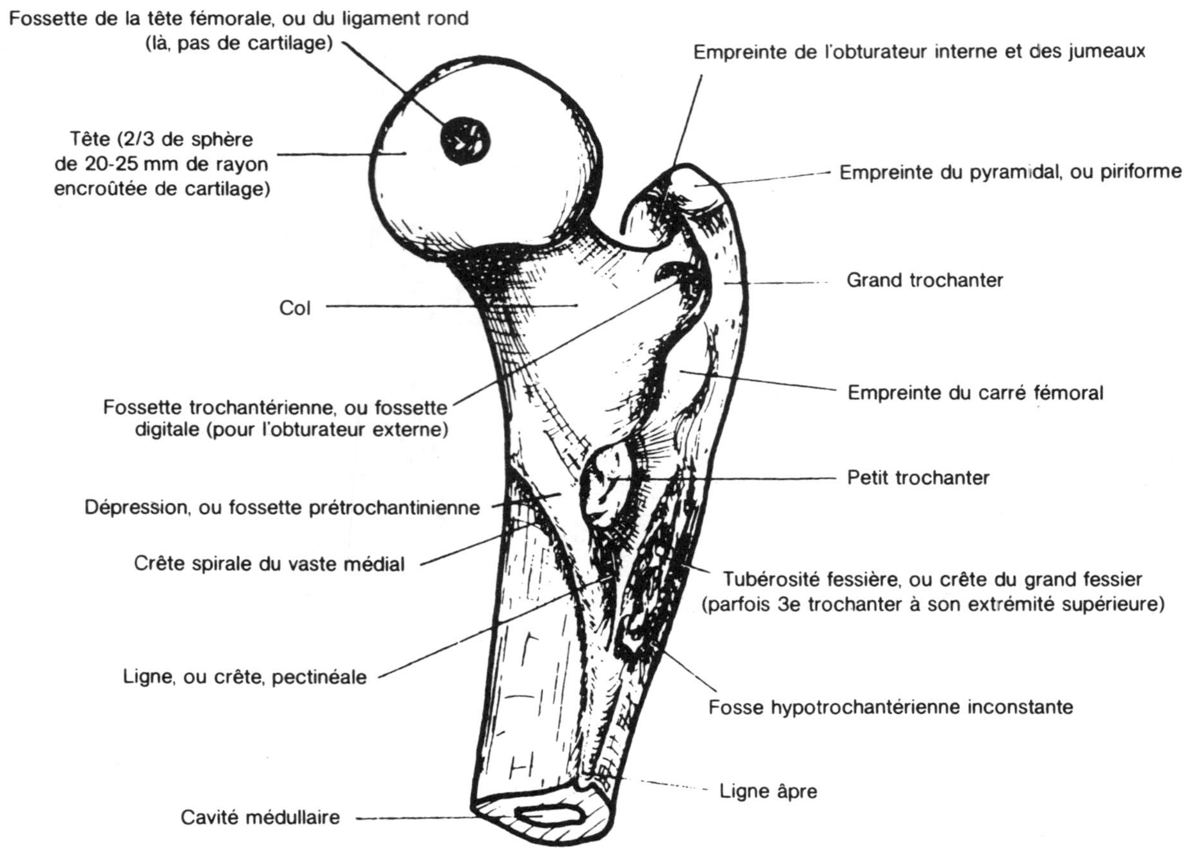

VUE POSTERO-MEDIALE DE L'EXTREMITE PROXIMALE DU FEMUR (voir aussi p. 73)

(Le tubercule prétrochantinien est une formation inconstante de la ligne intertrochantérienne)

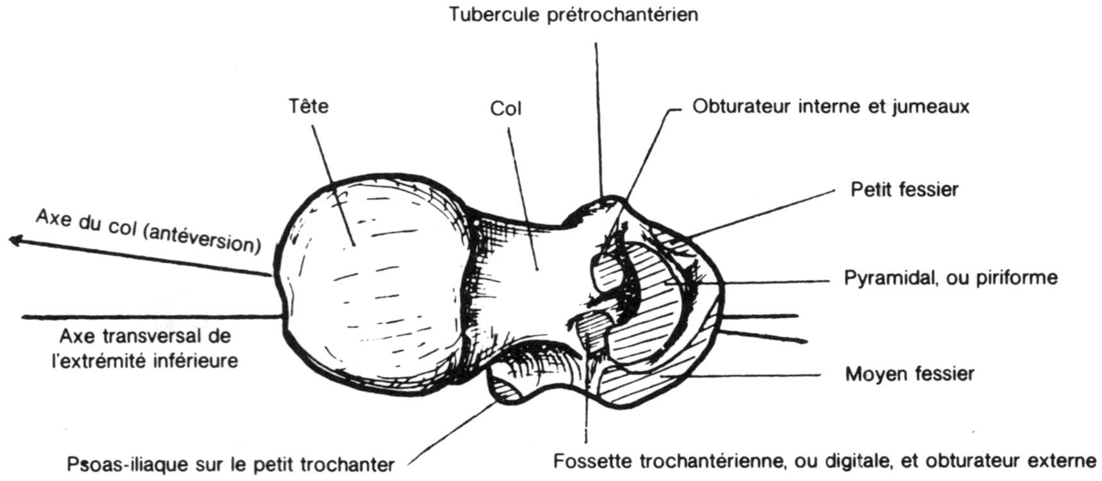

VUE SUPERIEURE DE L'EXTREMITE PROXIMALE DU FEMUR

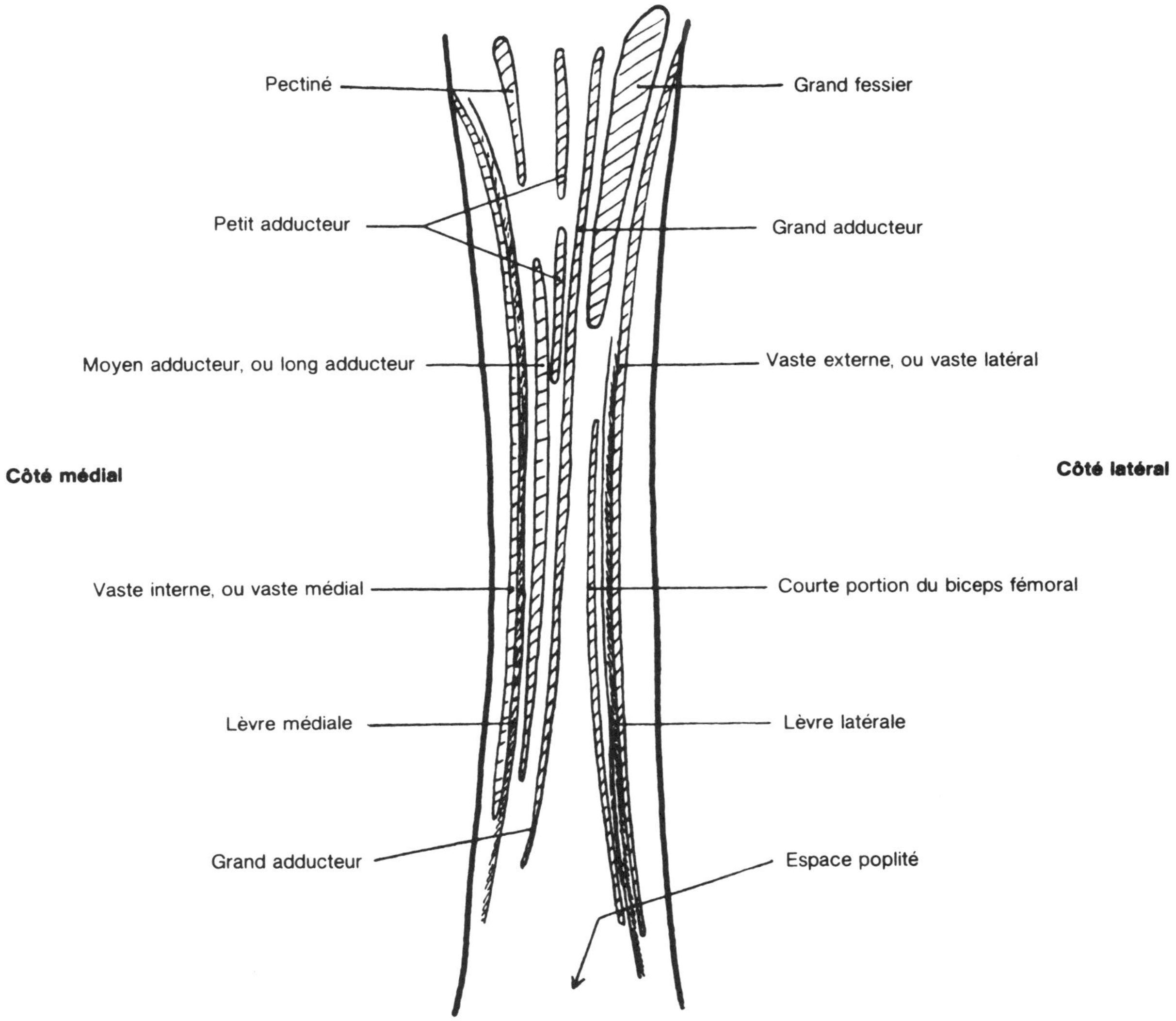

SCHEMA DES INSERTIONS MUSCULAIRES SUR LA LIGNE APRE

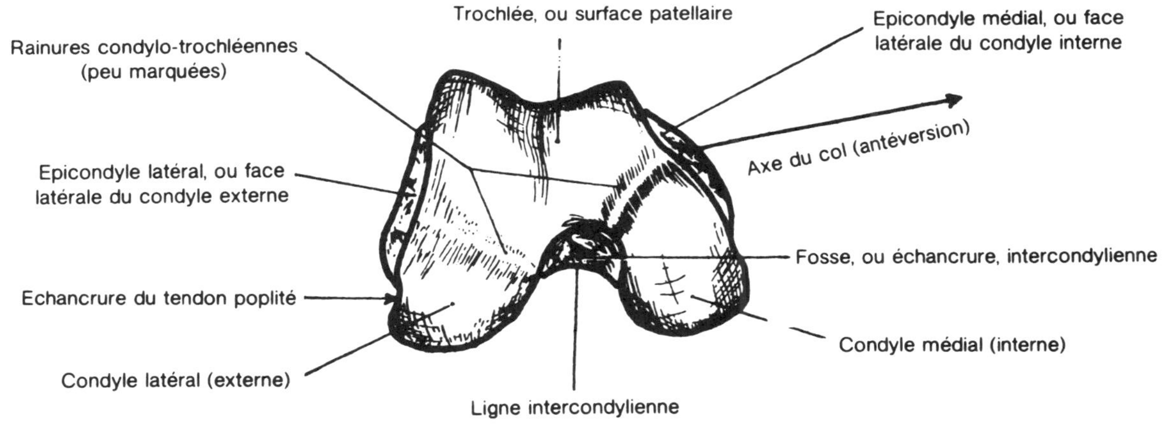

VUE INFERIEURE DE L'EXTREMITE DISTALE DU FEMUR (voir aussi p. 87)

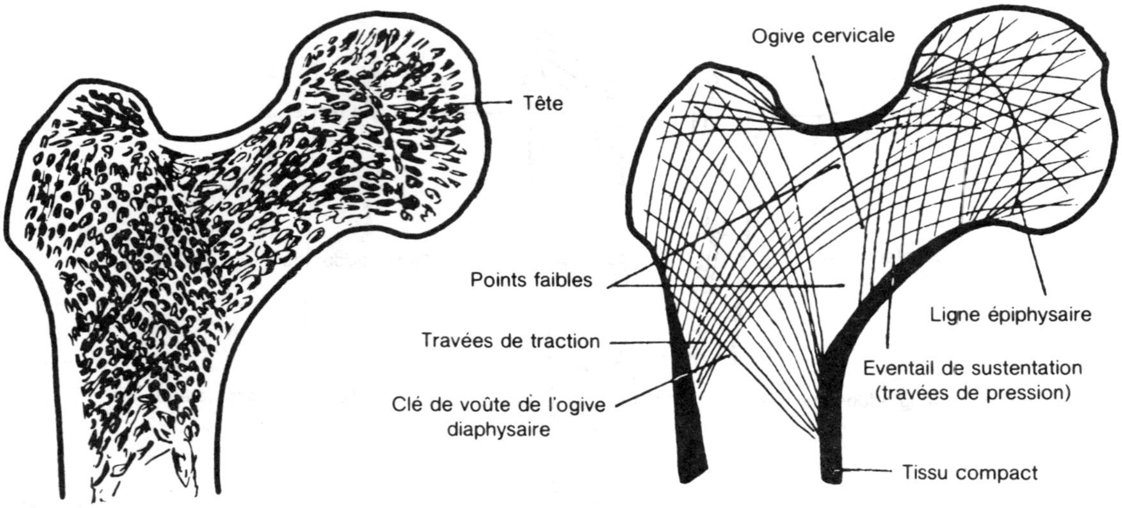

Coupe frontale de l'extrémité supérieure

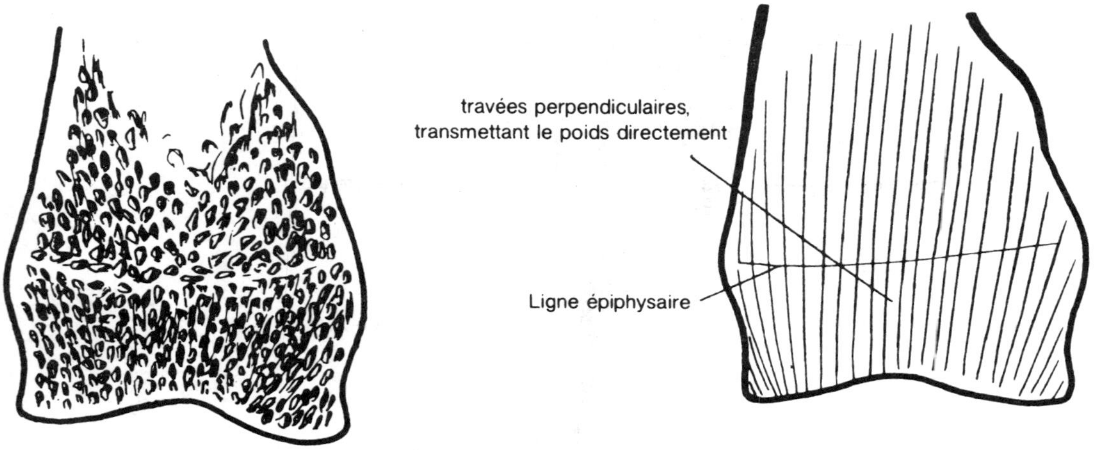

Coupe frontale de l'extrémité inférieure

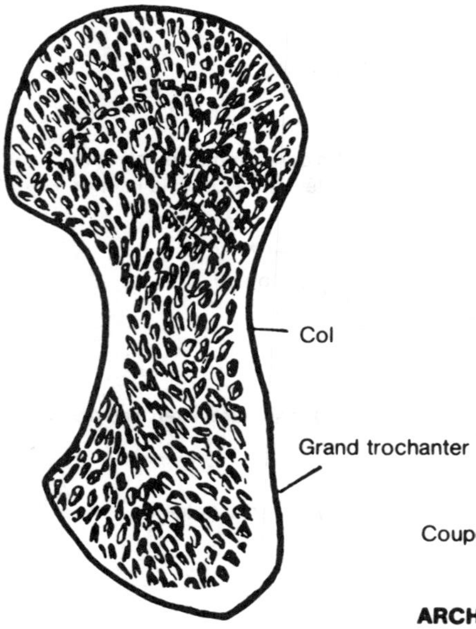

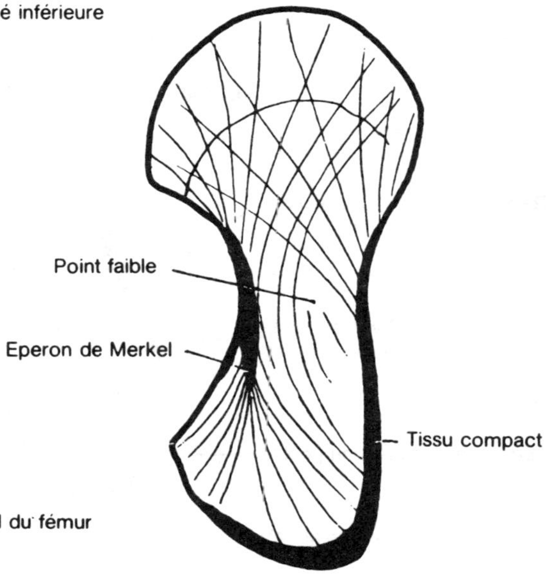

Coupe transversale du col du fémur

ARCHITECTURE INTERNE DU FEMUR

Les travées transmettent le poids du bassin au tissu compact diaphysaire; elles sont disposées suivant les lois de la statigraphie.

Articulation de la hanche (coxo-fémorale)

L'articulation entre l'os coxal et le fémur est très fortement engrénée ; c'est une articulation de solidité, adaptée à la station debout, au contraire de la scapulo-humérale (articulation de mobilité).

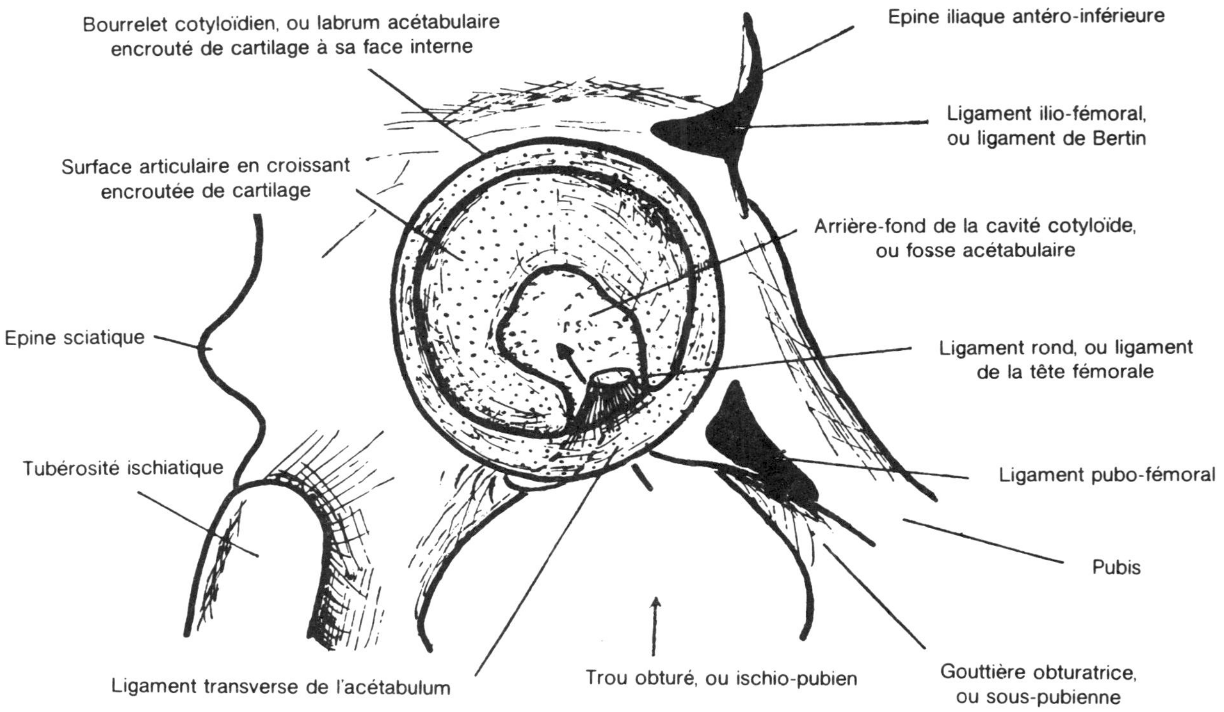

SURFACE ARTICULAIRE DE L'OS COXAL

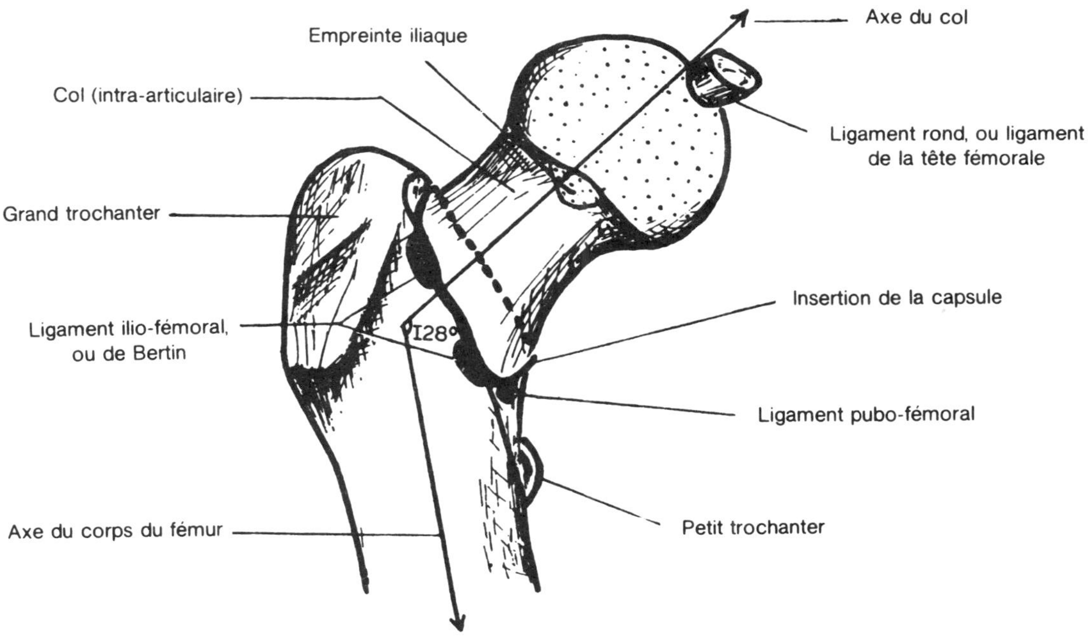

INSERTIONS FEMORALES DE LA CAPSULE ET DES LIGAMENTS

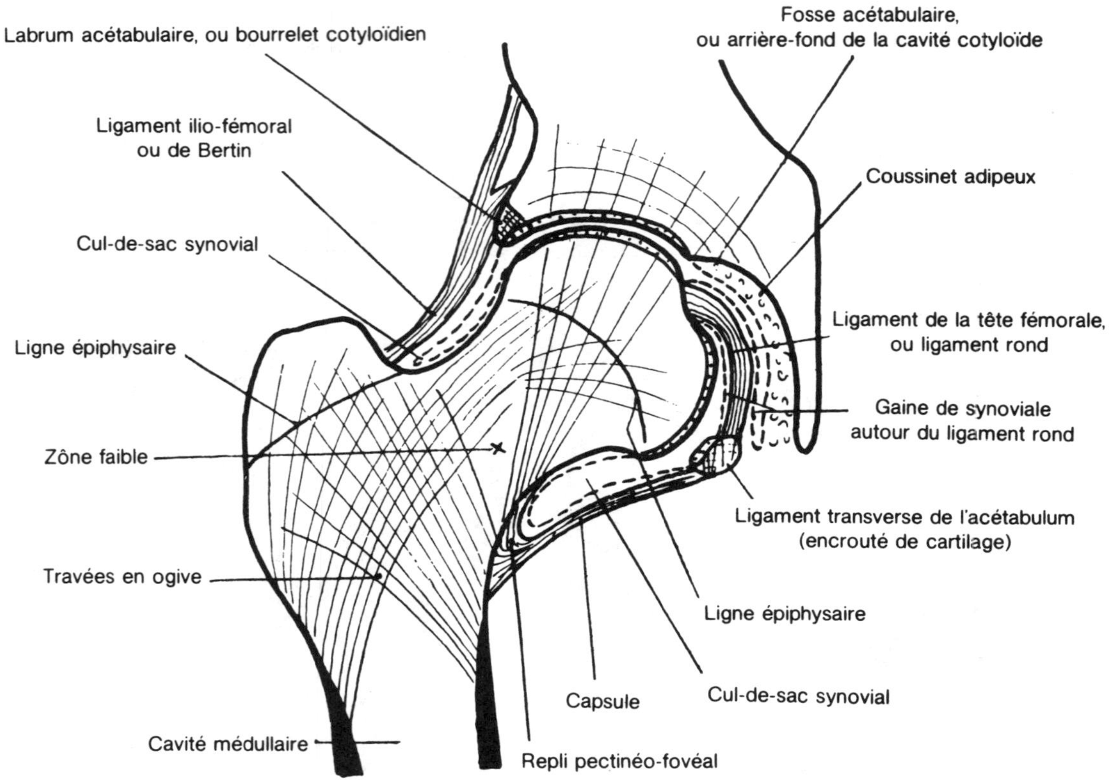

COUPE VERTICALE DE LA HANCHE

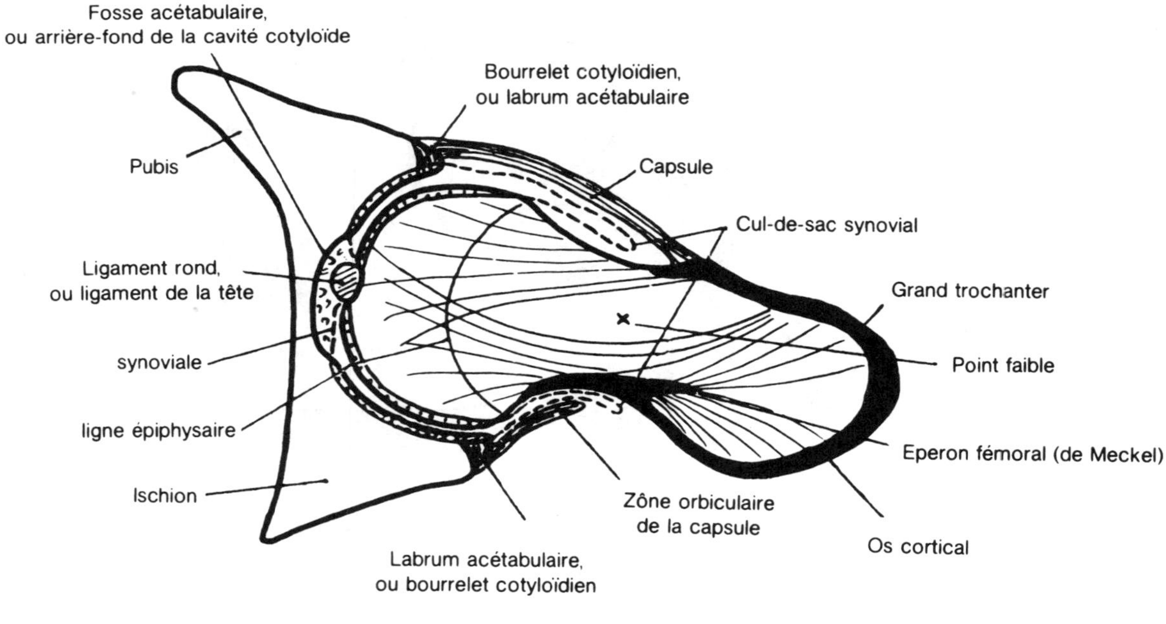

COUPE HORIZONTALE DE LA HANCHE

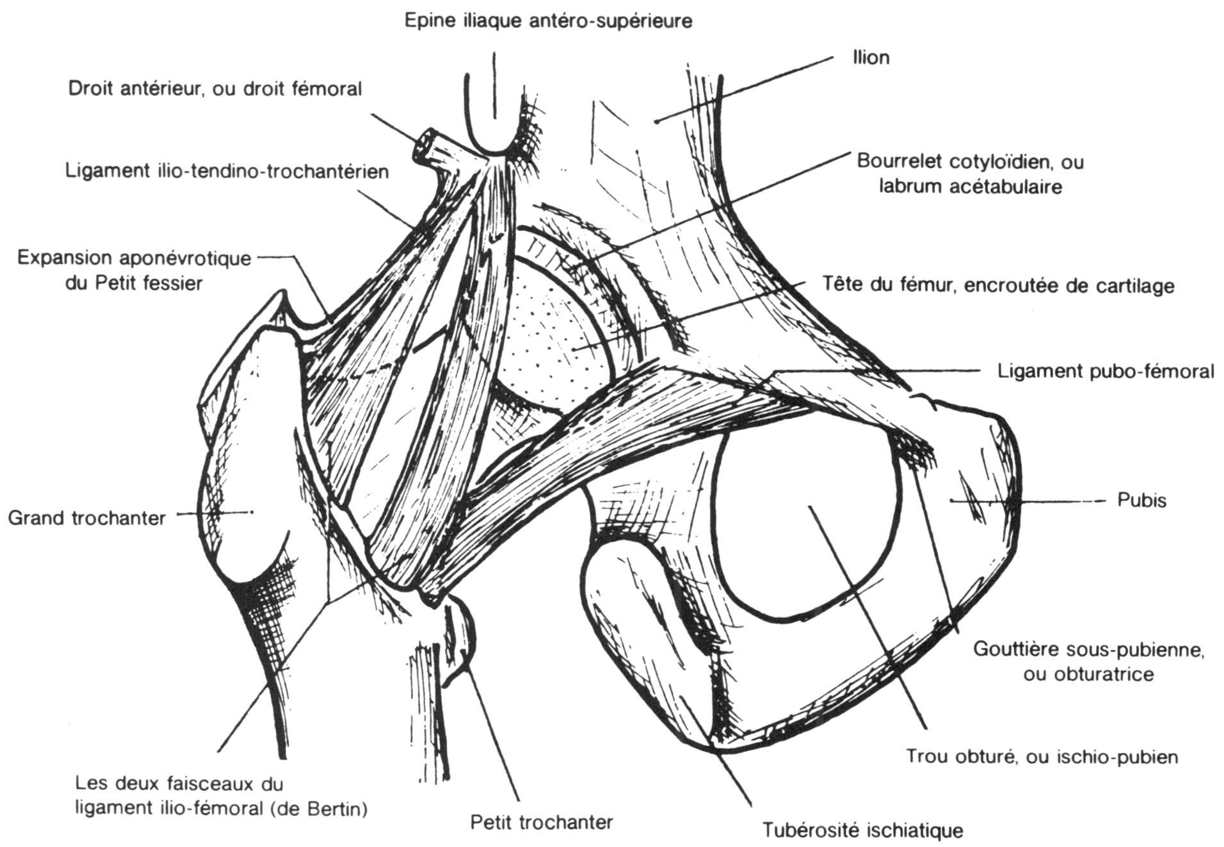

VUE ANTERIEURE DE L'ARTICULATION DE LA HANCHE (Capsule réséquée)

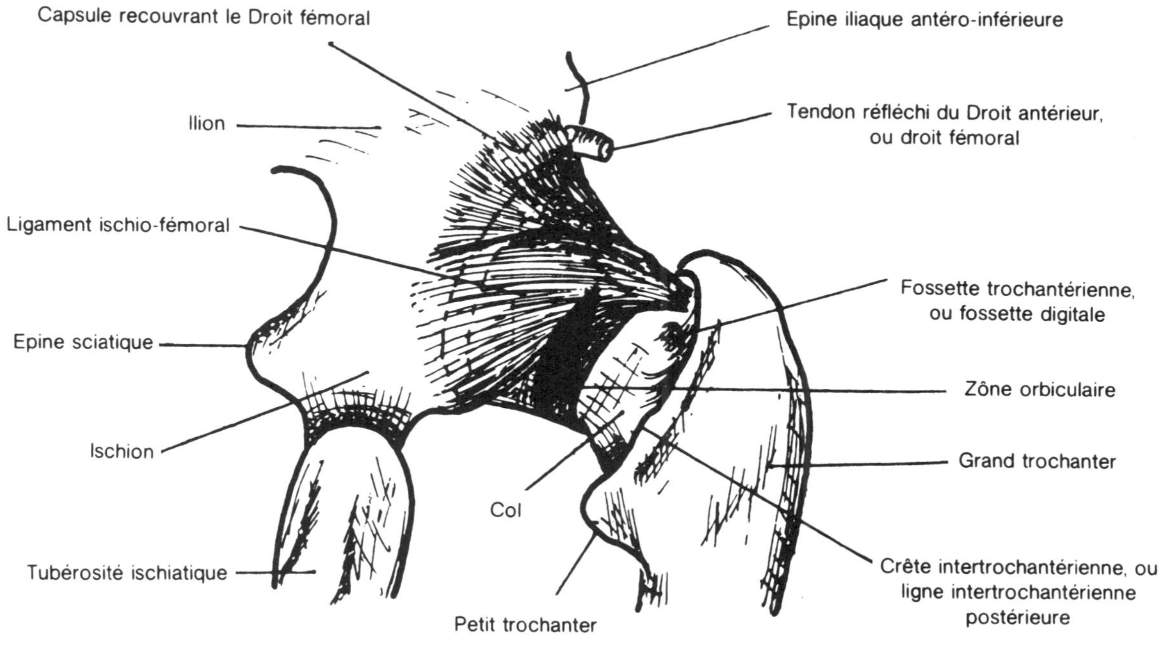

VUE POSTERIEURE DE L'ARTICULATION DE LA HANCHE

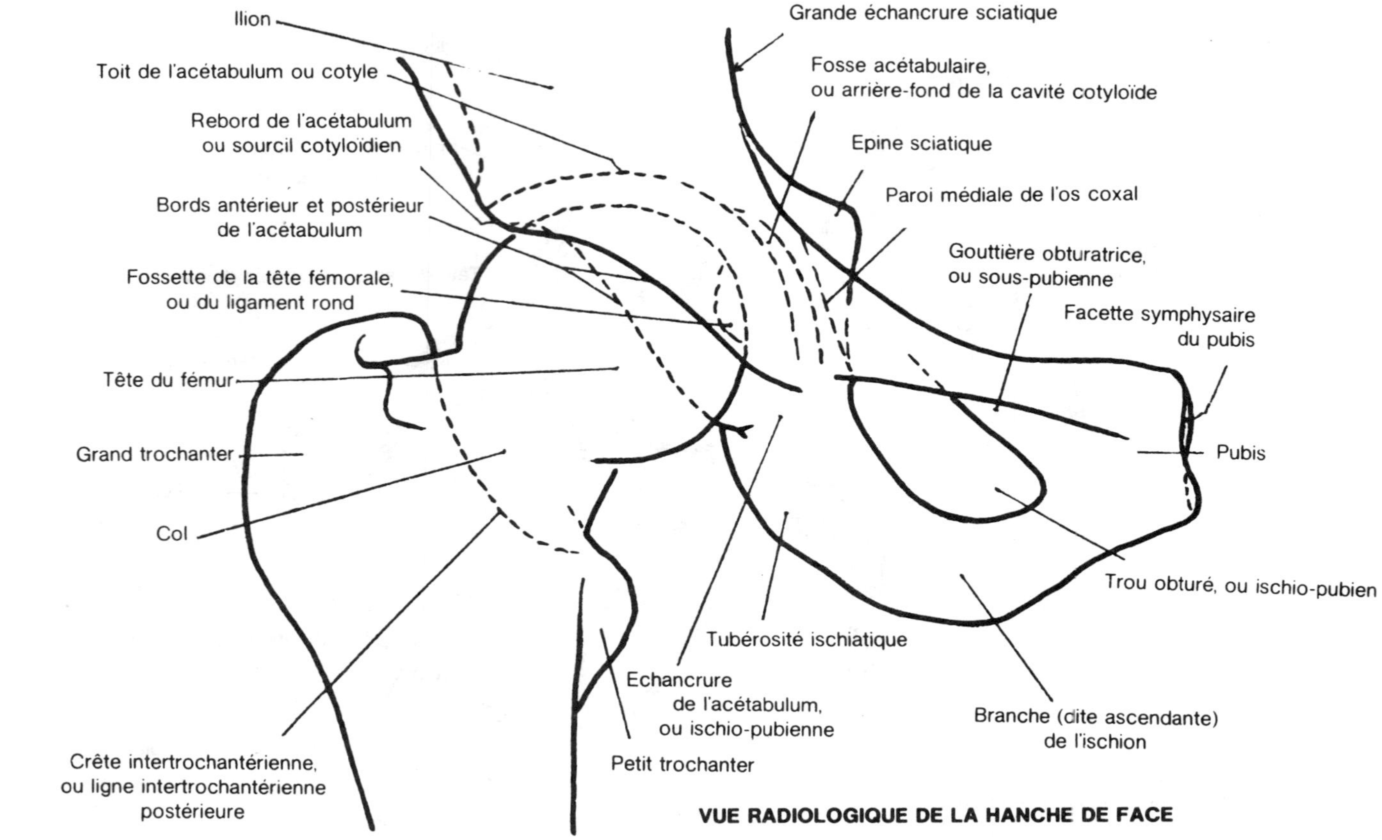

VUE RADIOLOGIQUE DE LA HANCHE DE FACE

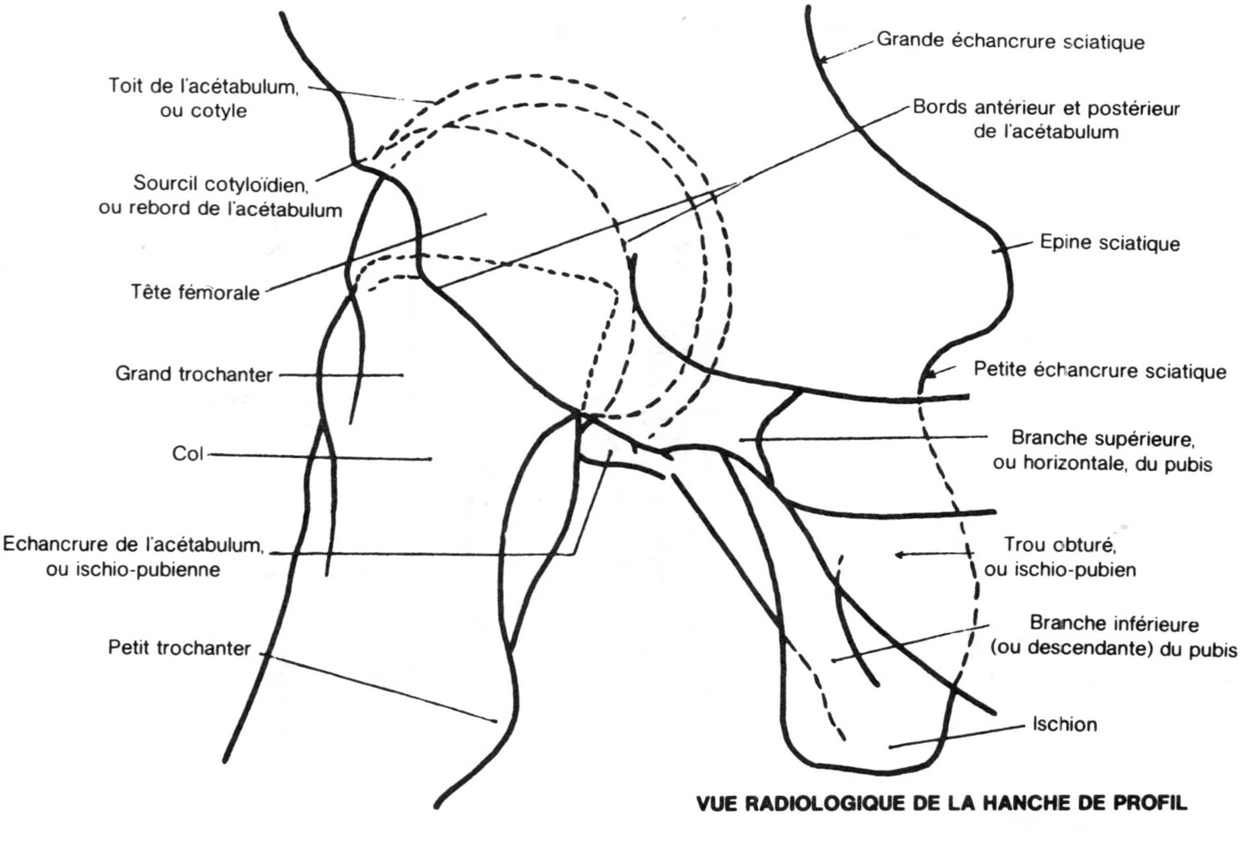

VUE RADIOLOGIQUE DE LA HANCHE DE PROFIL

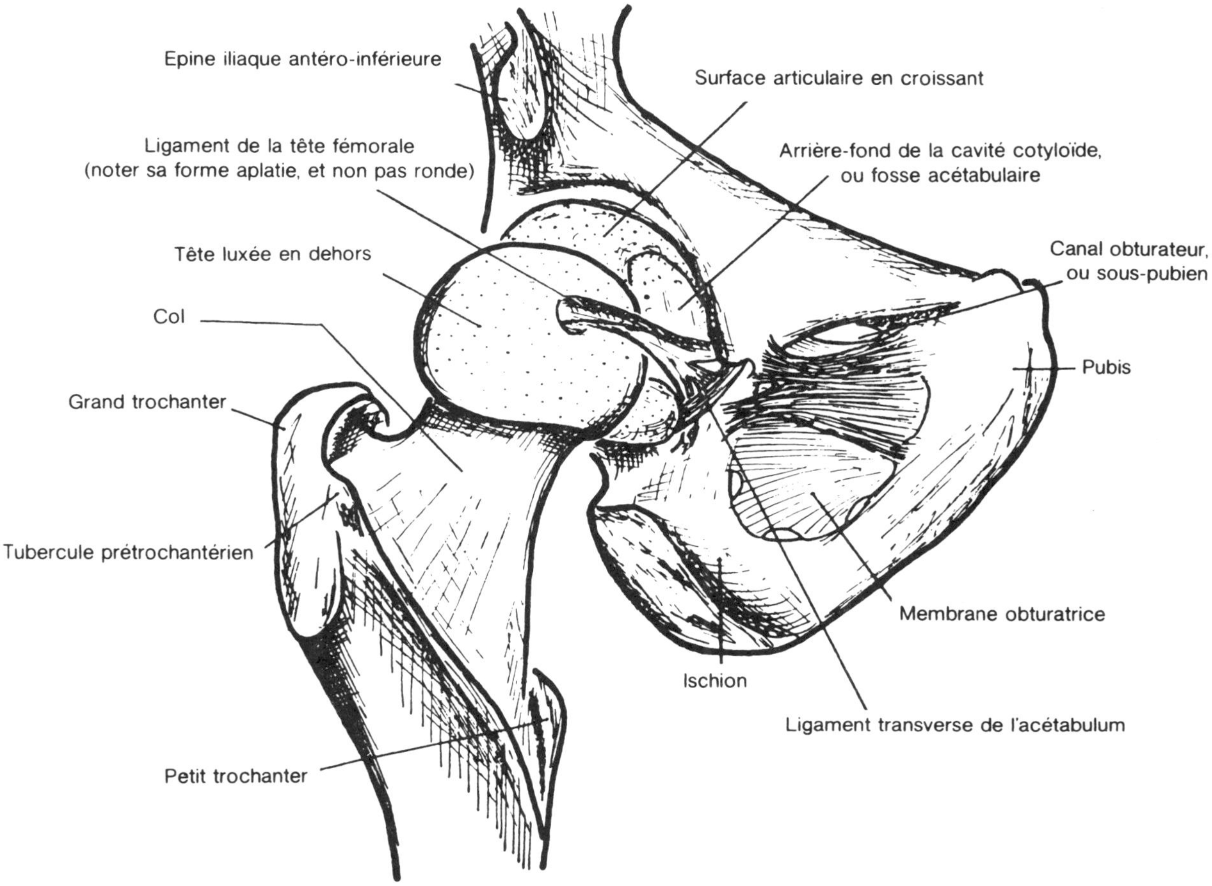

LIGAMENT ROND, OU LIGAMENT DE LA TETE FEMORALE

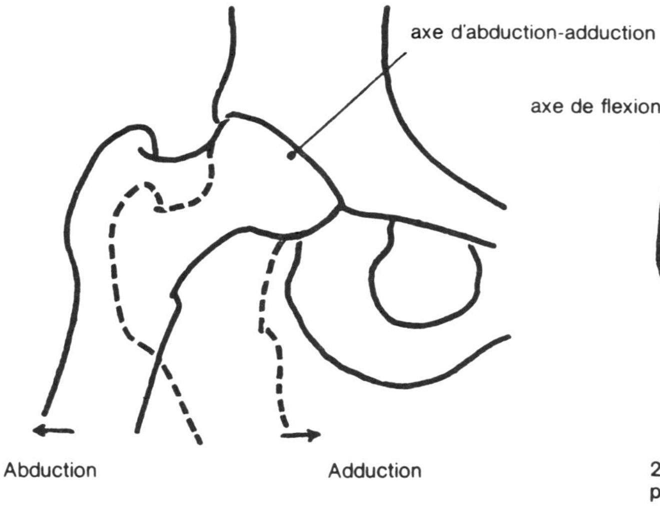

1 – Définition de l'abdúction-adduction

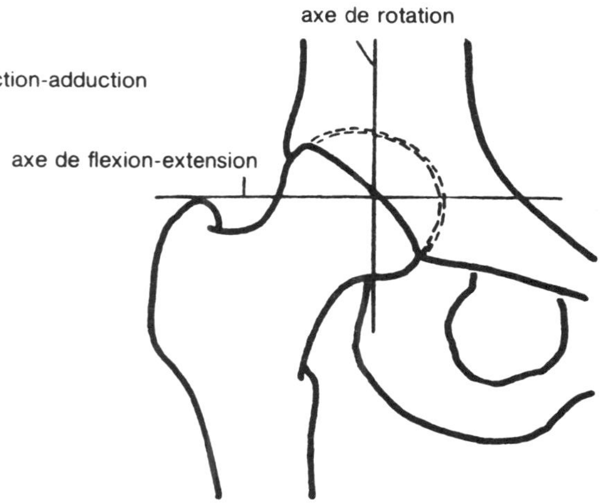

2 – Le centre de la tête fémorale est au point de rencontre des axes de tous les mouvements

MOUVEMENTS DE L'ARTICULATION COXO-FEMORALE

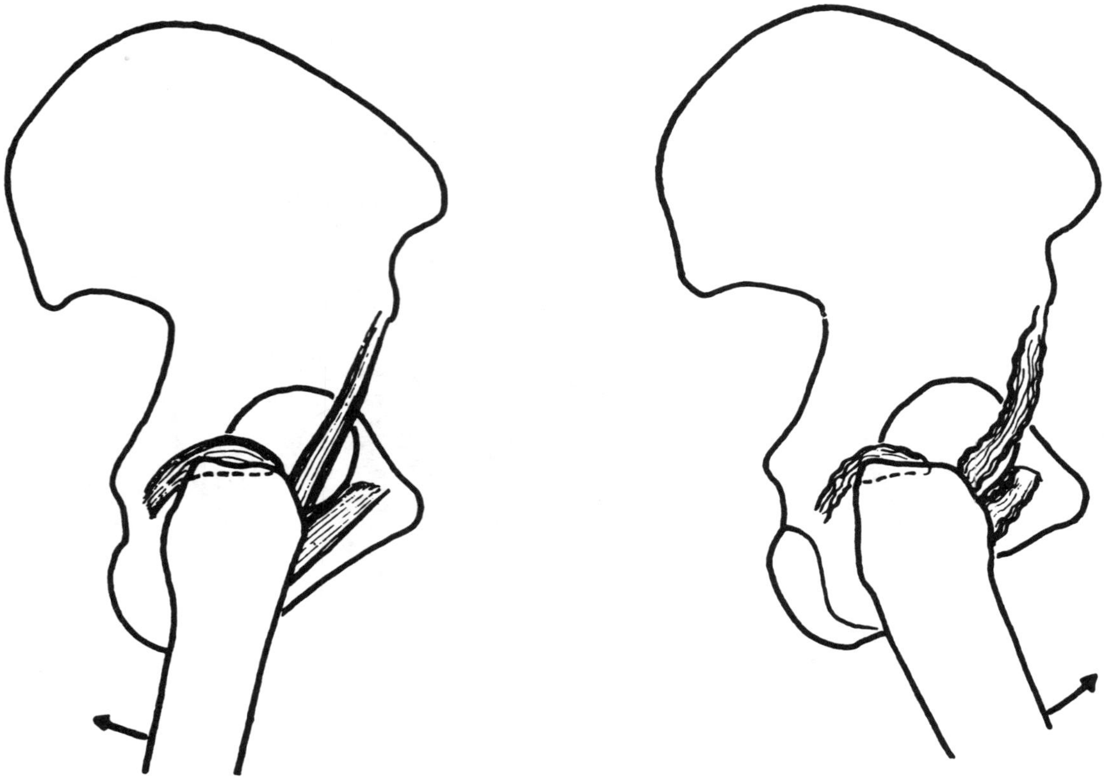

3 – Rôle des ligaments : dans l'extension, ils se tendent au maximum, appliquent la tête fémorale contre l'os coxal et bloquent l'articulation ; dans la flexion, ils se relâchent, la tête s'écarte un peu du cotyle : c'est la position de repos articulaire.

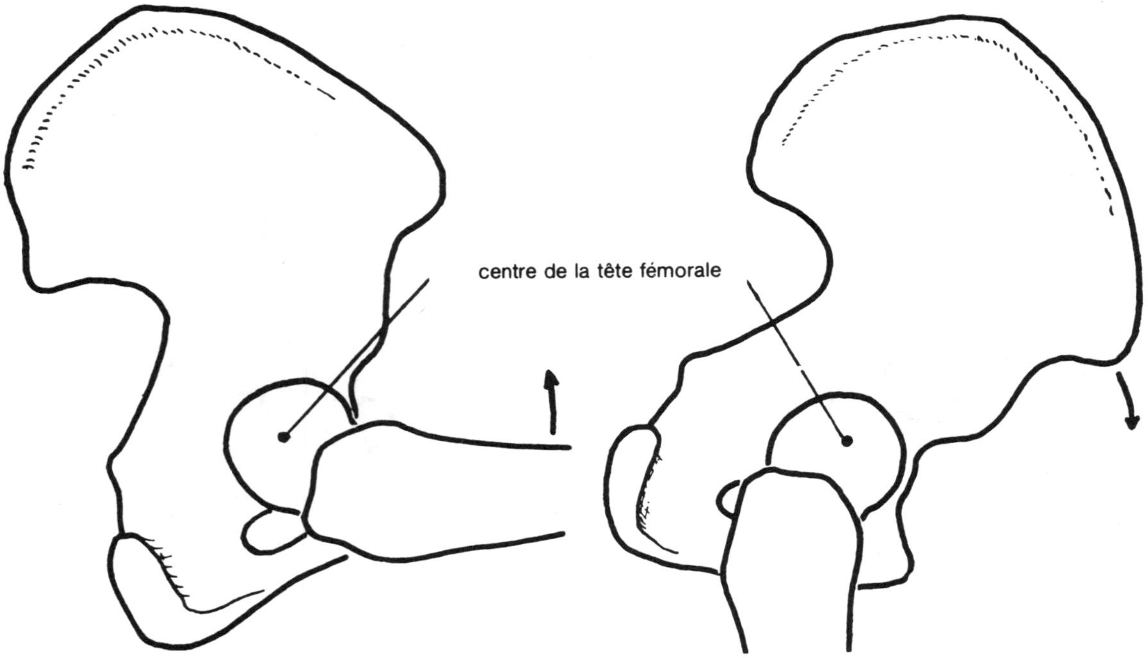

4 – Un même mouvement de flexion a un effet différent suivant que le point fixe est coxal (flexion de la cuisse, à gauche), ou fémoral (flexion du tronc, à droite).

MOUVEMENTS DE L'ARTICULATION COXO-FEMORALE (Suite)

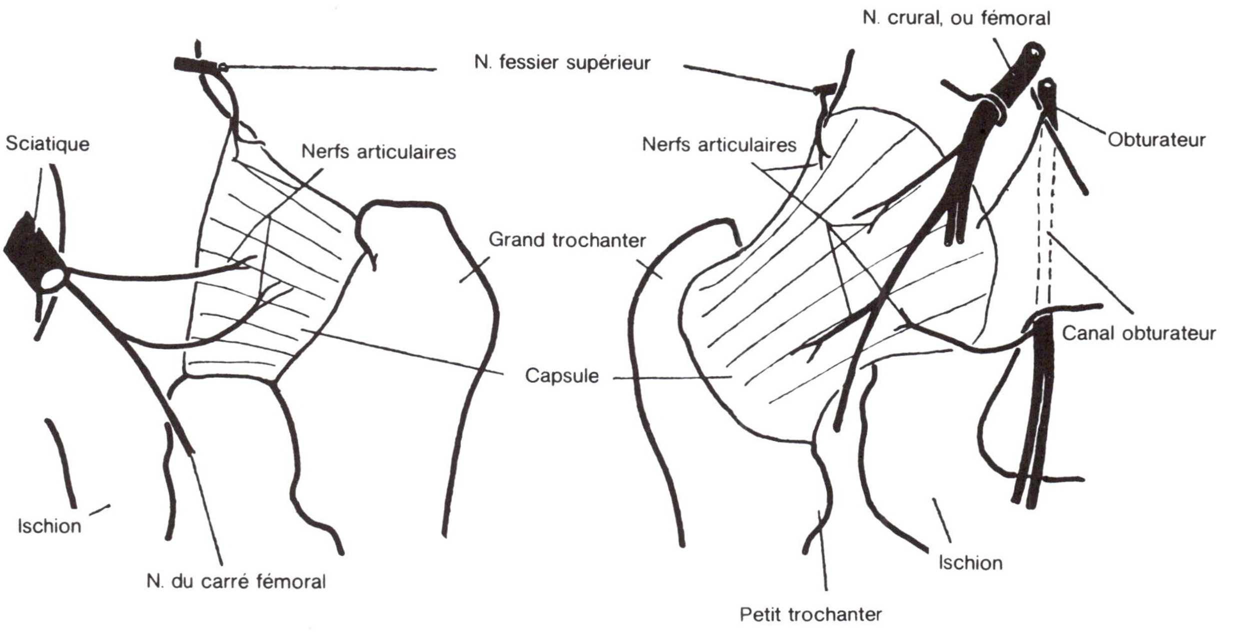

Vue postérieure

INNERVATION DE LA HANCHE

Vue antérieure

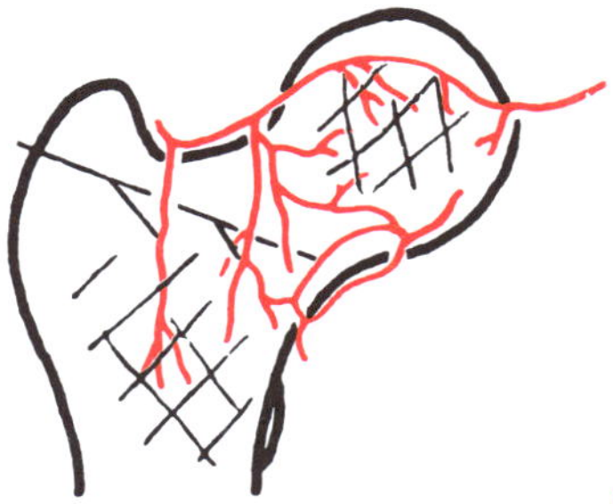

Vascularisation interne de la tête fémorale

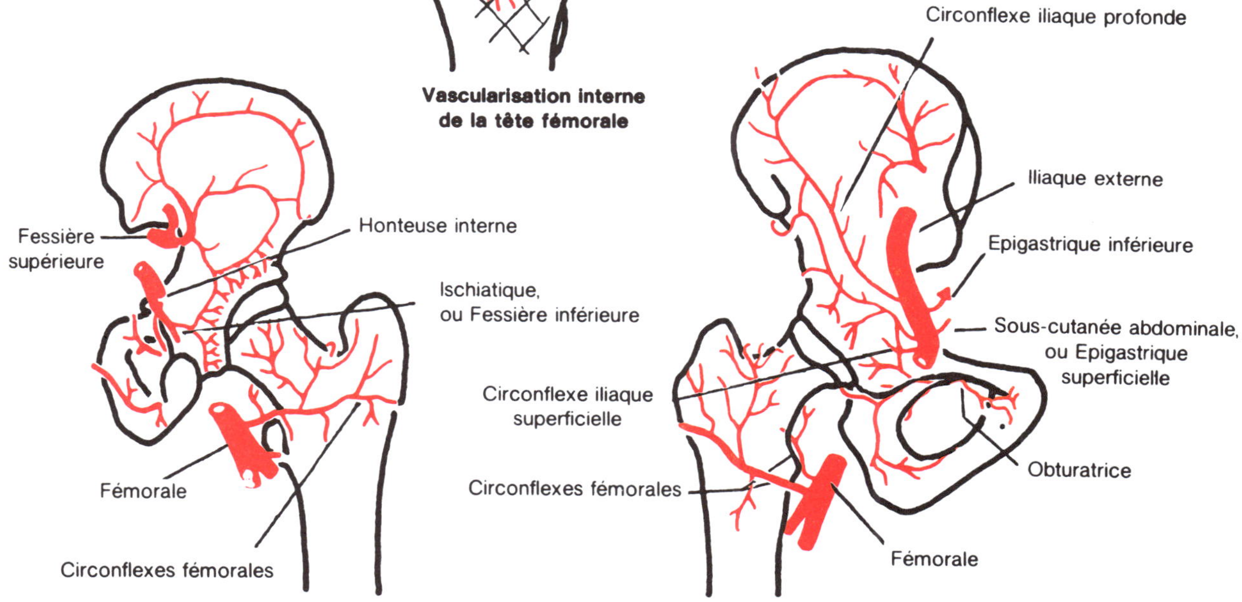

Vue postérieure

Vue antérieure

VASCULARISATION DE LA COXO-FEMORALE

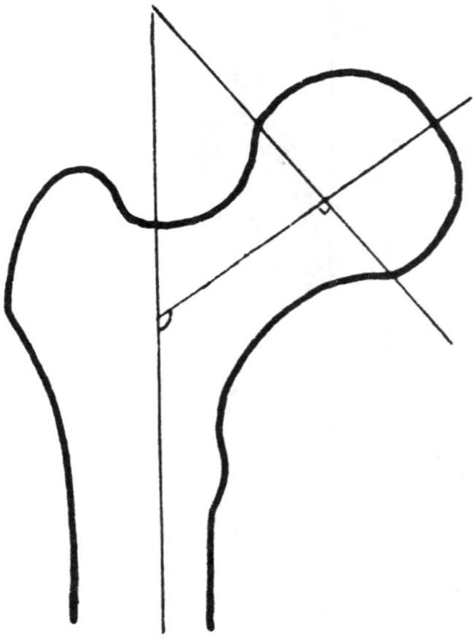

Inclinaison normale
(autour de 120° chez l'adulte)

Coxa vara
(en-dessous de 110°)

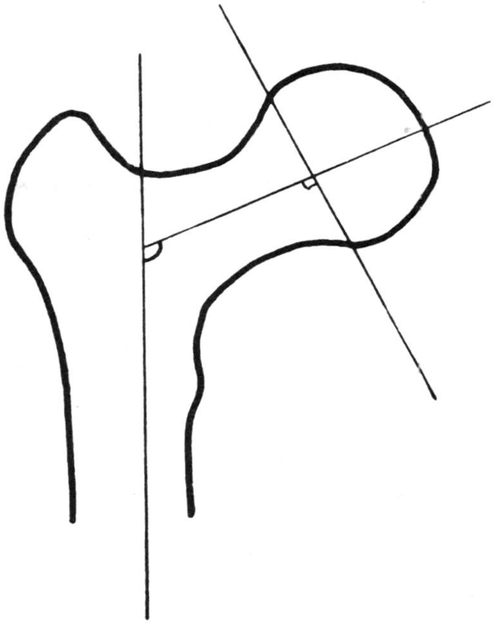

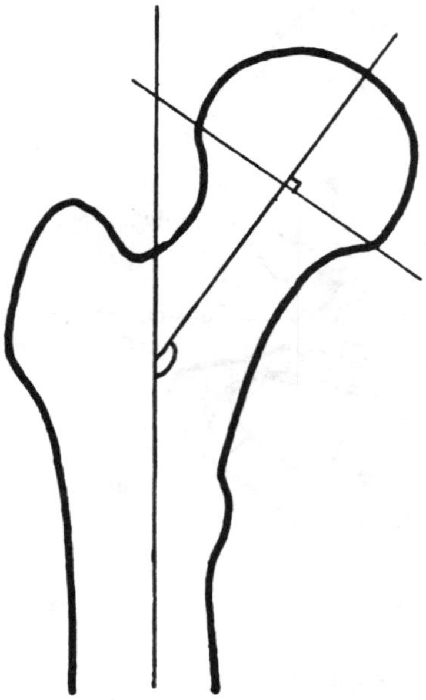

Coxa valga
(au-dessus de 130°)

INCLINAISON DU COL DU FEMUR

Tibia et péroné (ou fibula)

Mise en place:
1 – Tibia – mettre en avant le bord le plus saillant, en bas la plus petite extrémité; la partie de cette extrémité qui pointe vers le bas est du côté médial.
2 – Péroné – mettre en bas l'extrémité aplatie transversalement, en dedans la facette de cette extrémité, en arrière la fossette située au contact de la facette.

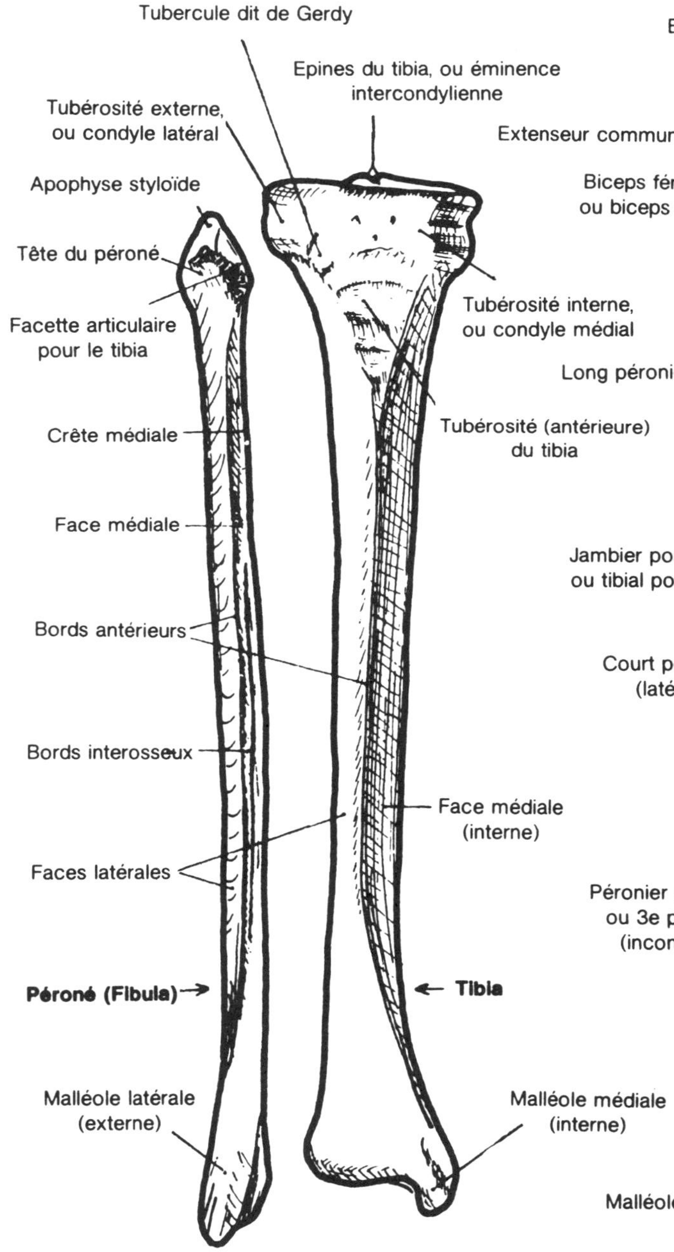

VUE ANTERIEURE DU TIBIA ET DU PERONE

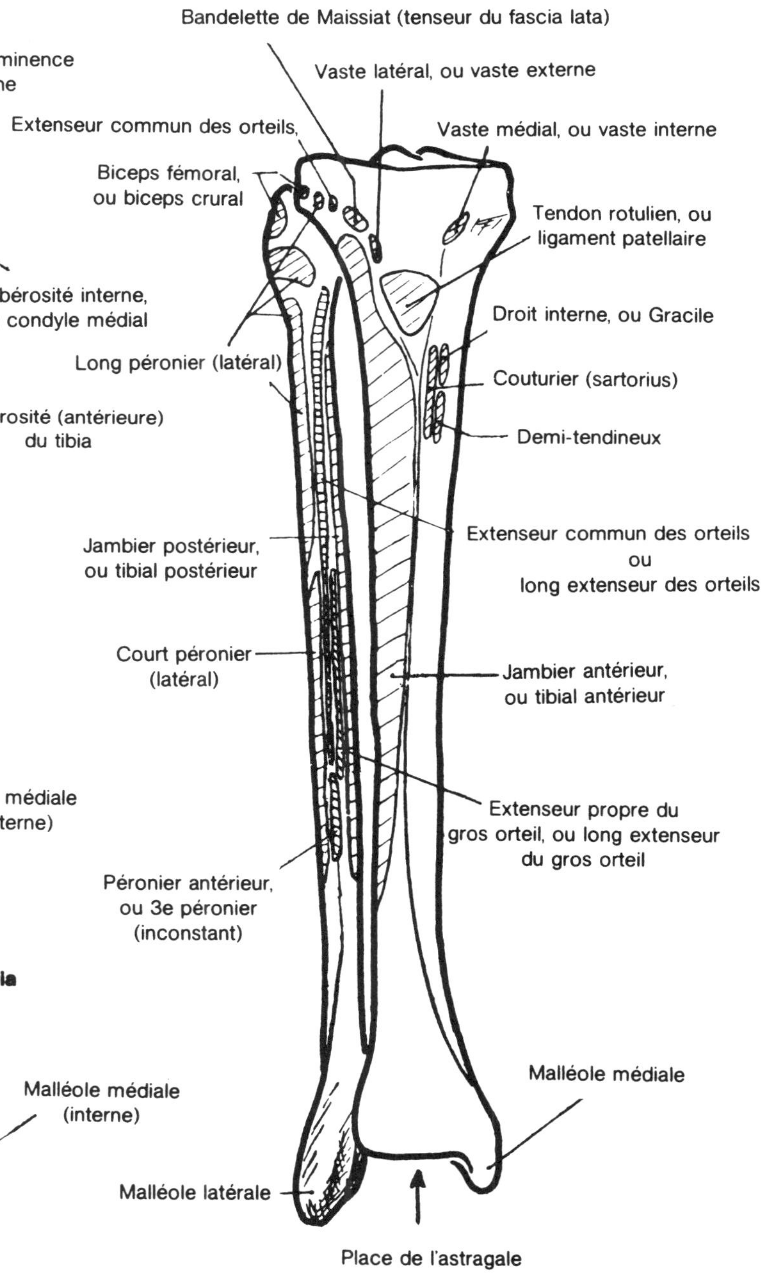

INSERTIONS MUSCULAIRES ANTERIEURES

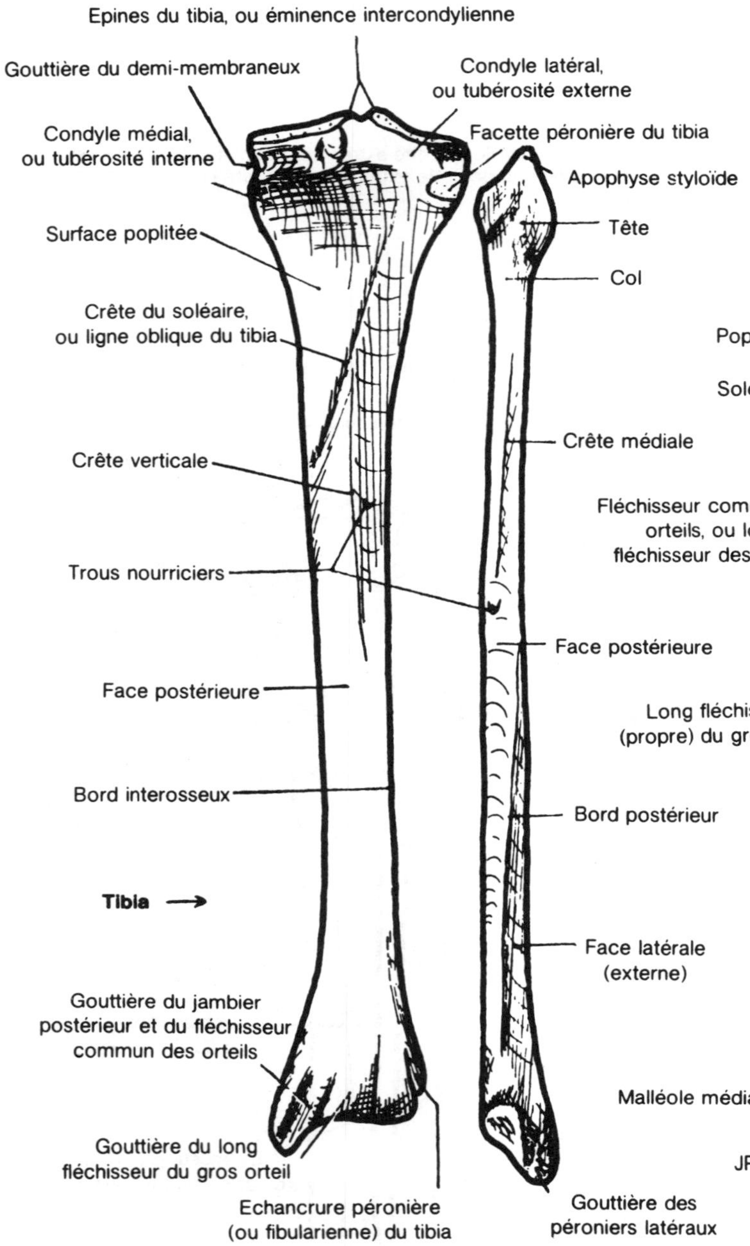

VUE POSTERIEURE DU TIBIA ET DU PERONE

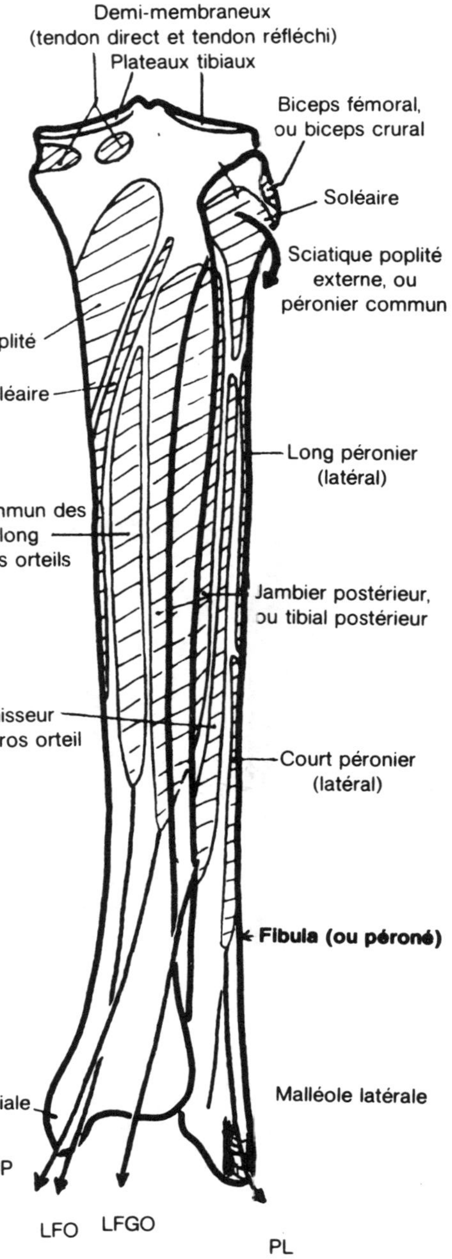

INSERTIONS MUSCULAIRES POSTERIEURES

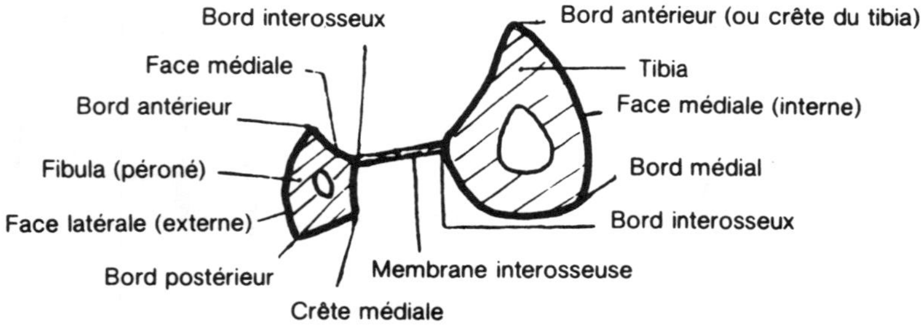

COUPE HORIZONTALE DES OS DE LA JAMBE (Vue inférieure)

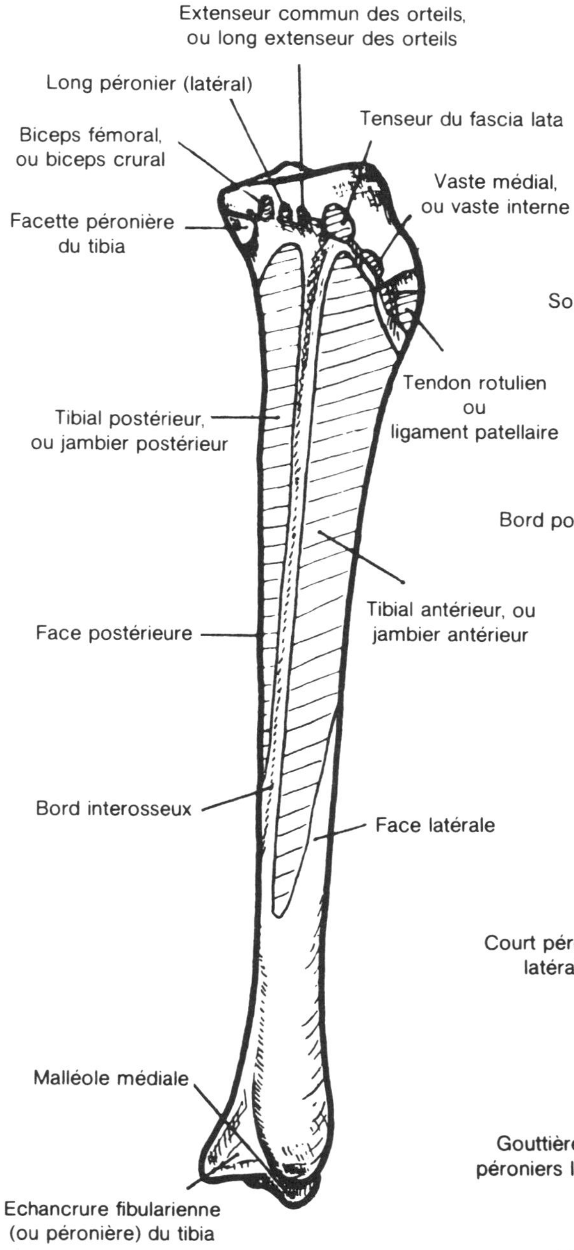

VUE LATERALE DU TIBIA

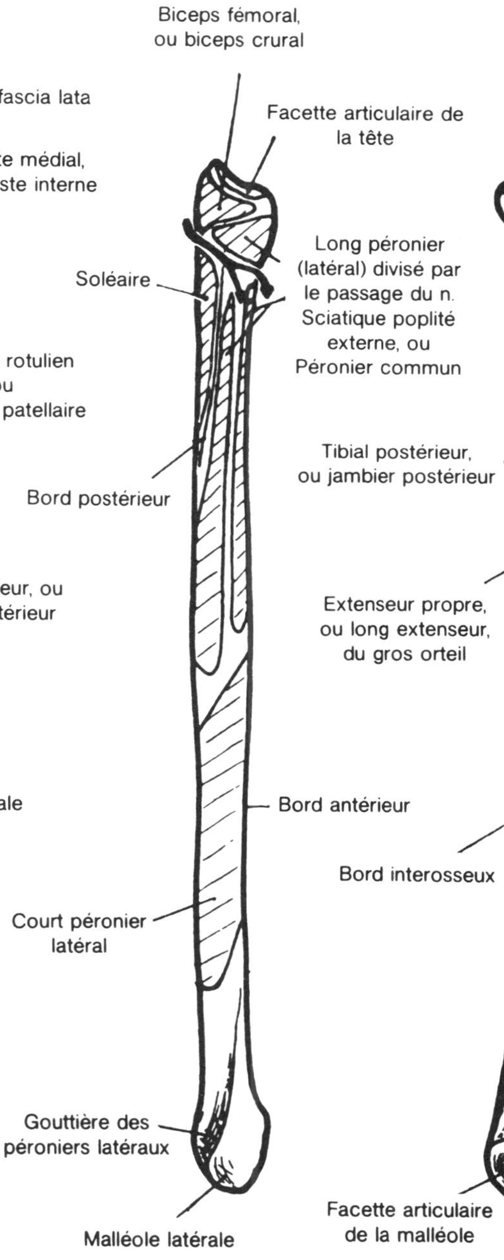

VUE LATERALE DU PERONE

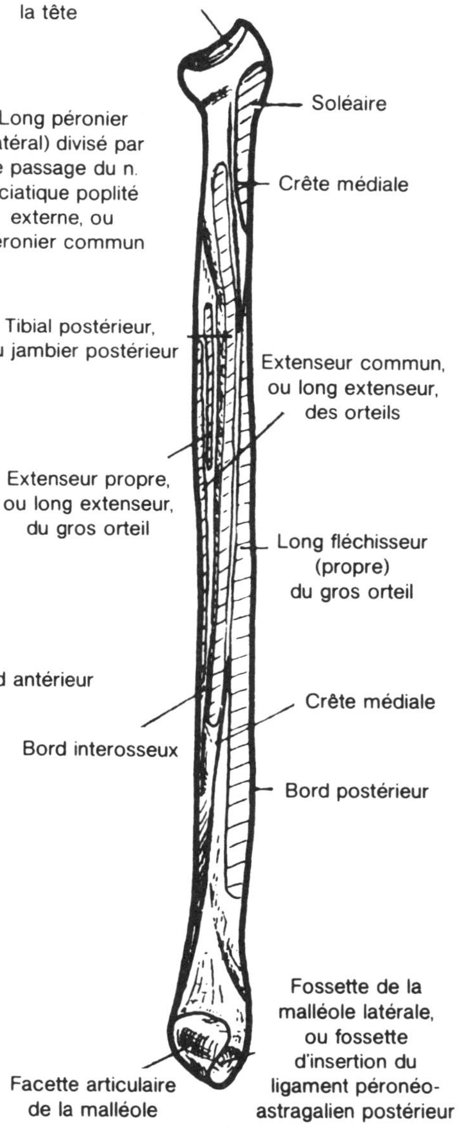

VUE MEDIALE DU PERONE

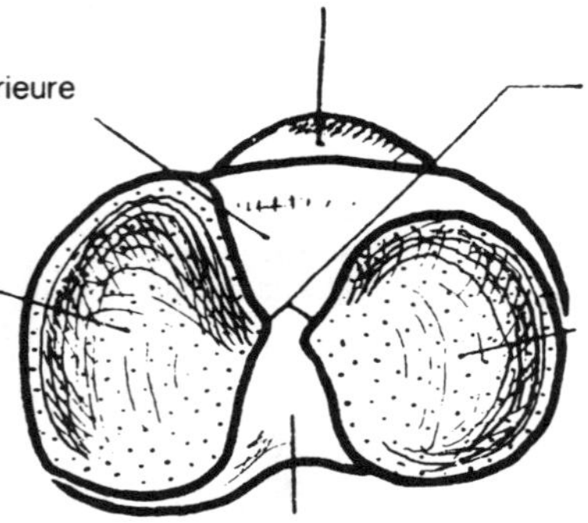

SURFACE PROXIMALE DU TIBIA (PLATEAU TIBIAL)

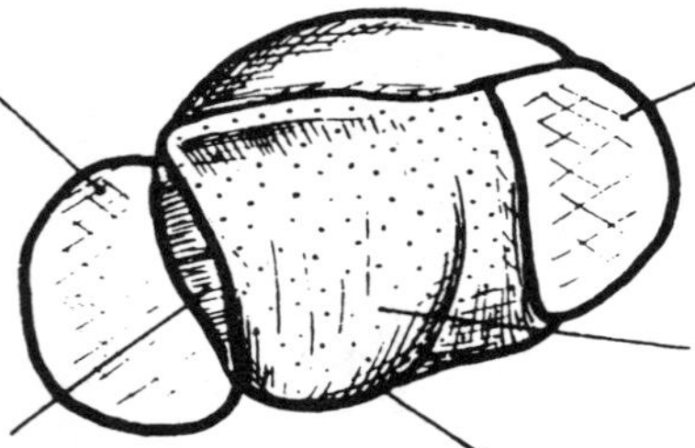

SURFACE DISTALE DU TIBIA (Malléoles sectionnées)

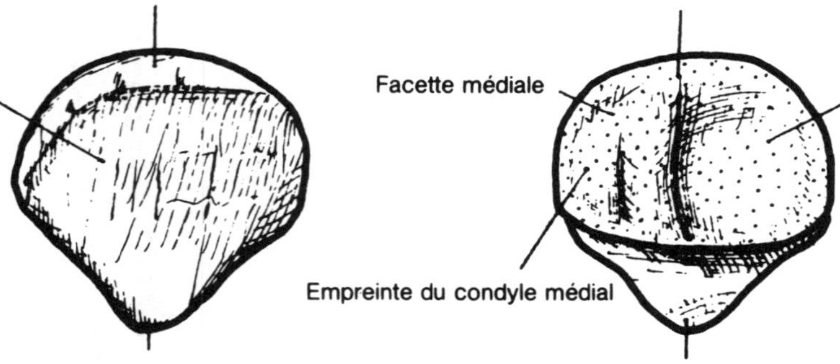

ROTULE, OU PATELLE

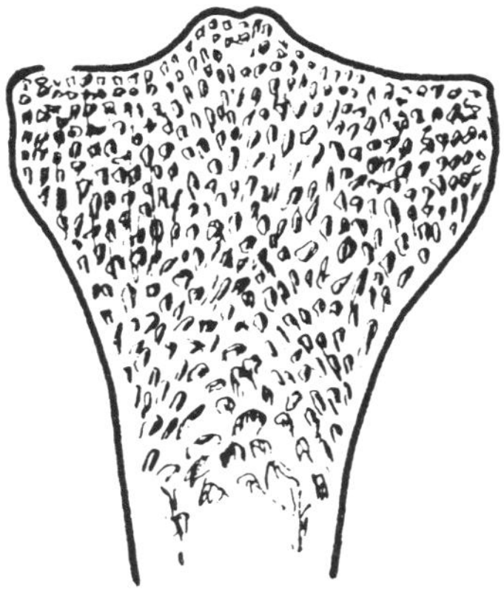

Extrémité supérieure

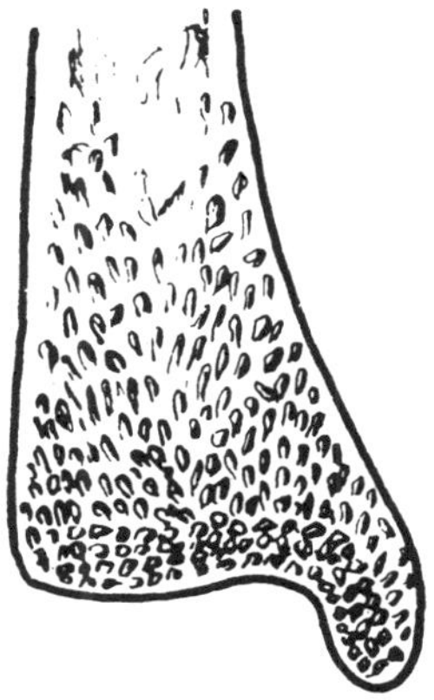

Extrémité inférieure

Diagramme

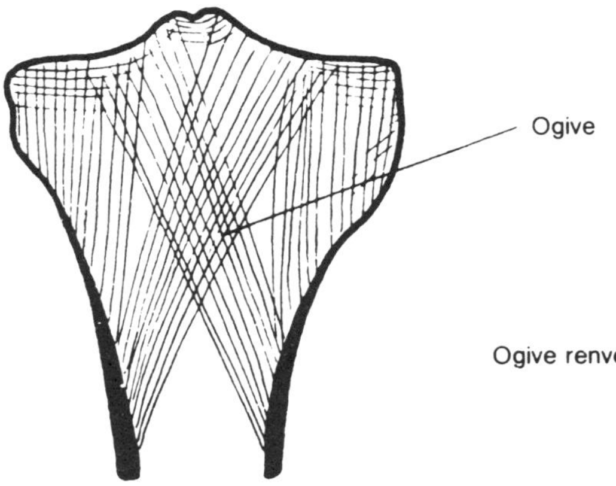

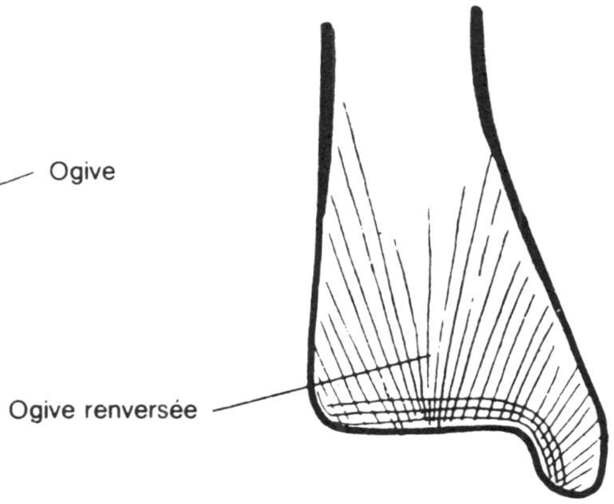

Diagramme

L'aspect ogival est moins net sur des coupes sagittales

ARCHITECTURE INTERNE DU TIBIA (Coupes frontales)

Articulation du genou

Articulation entre le fémur, le tibia et, accessoirement, la rotule (ou patelle); ses mouvements sont limités à la flexion-extension par suite de la présence des ligaments croisés, intra-articulaires; dans la flexion, ceux-ci se relâchent et permettent de petits mouvements de latéralité et de rotation.

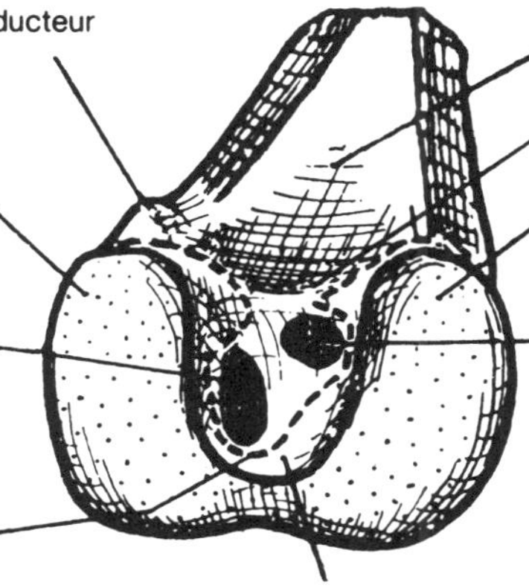

VUE POSTERO-INFERIEURE DE L'EXTREMITE DISTALE DU FEMUR

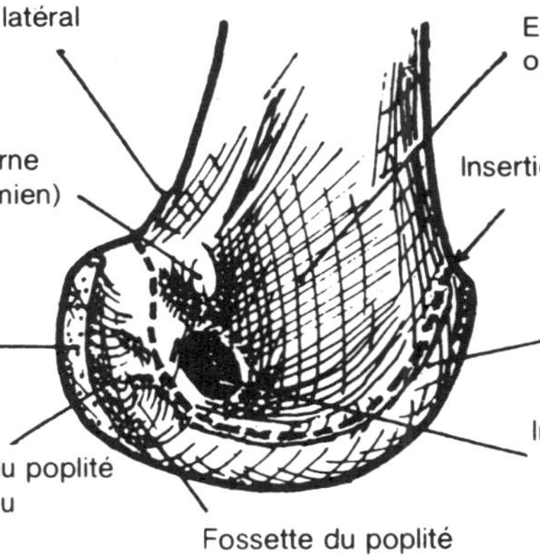

VUE LATERALE DE L'EXTREMITE DISTALE DU FEMUR

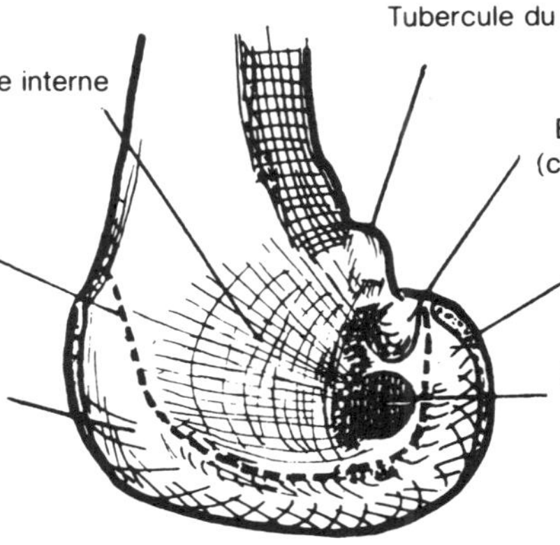

VUE MEDIALE DE L'EXTREMITE DISTALE DU FEMUR

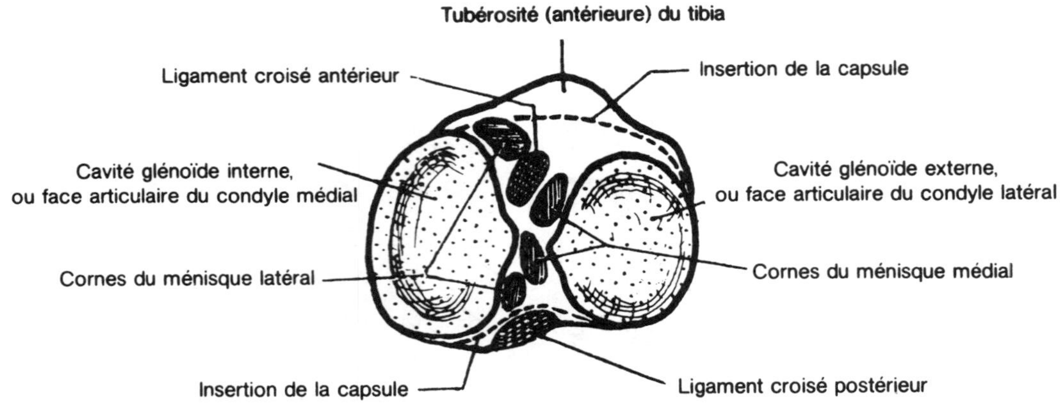

SURFACE PROXIMALE DU TIBIA (PLATEAU TIBIAL)

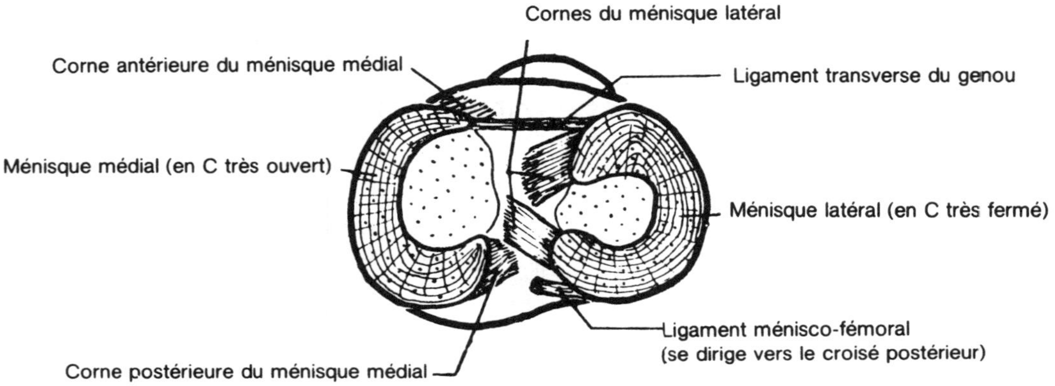

Il existe aussi un ligament ménisco-fémoral antérieur inconstant

VUE SUPERIEURE DES MENISQUES DU GENOU

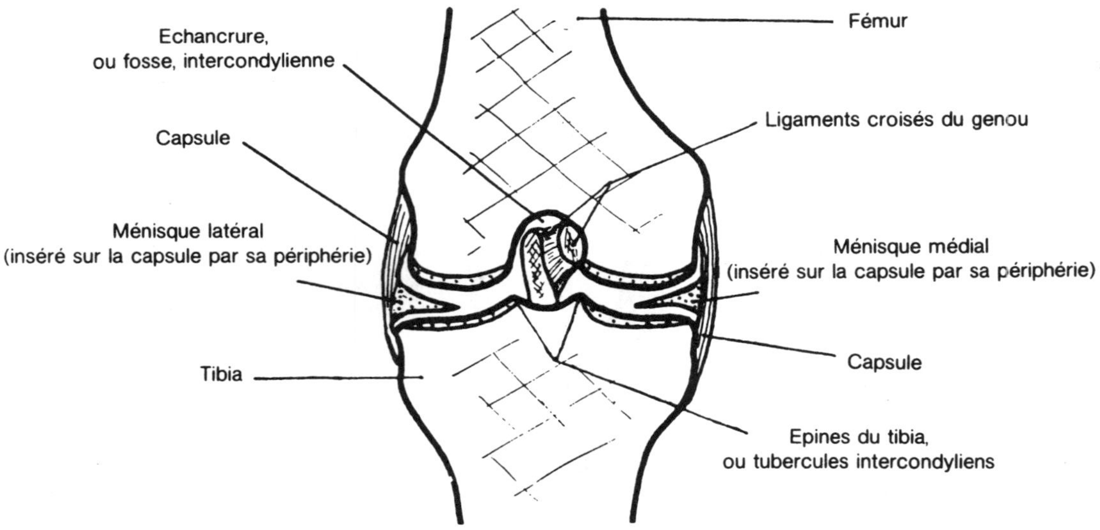

COUPE FRONTALE DU GENOU (Vue antérieure)

montrant le cloisonnement du genou par les ligaments croisés et les deux étages, sus- et sous-méniscal

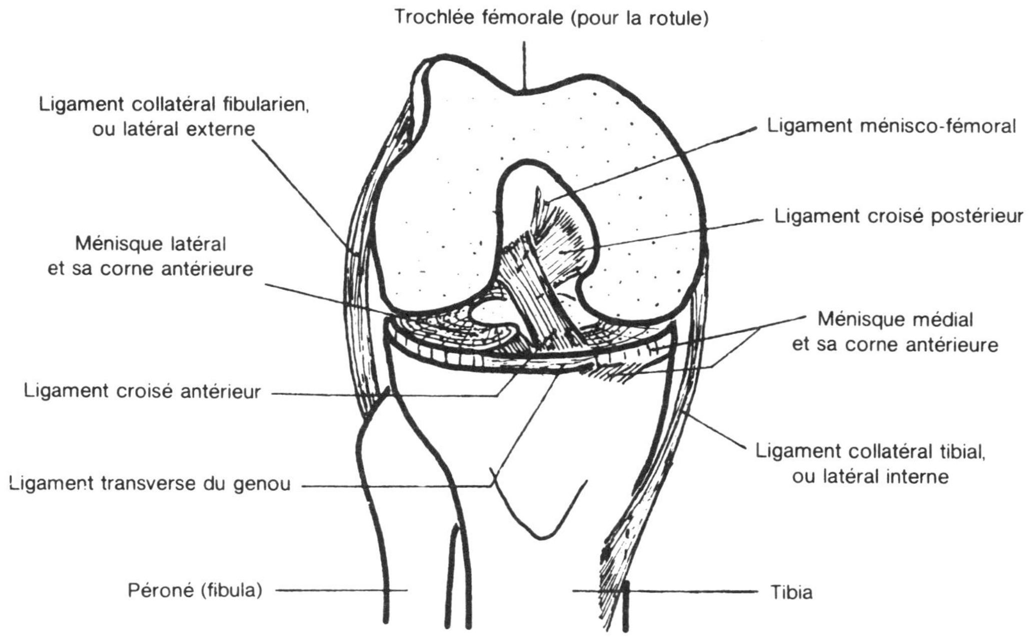

VUE ANTERIEURE DU GENOU FLECHI (Rotule et capsule réséquées)

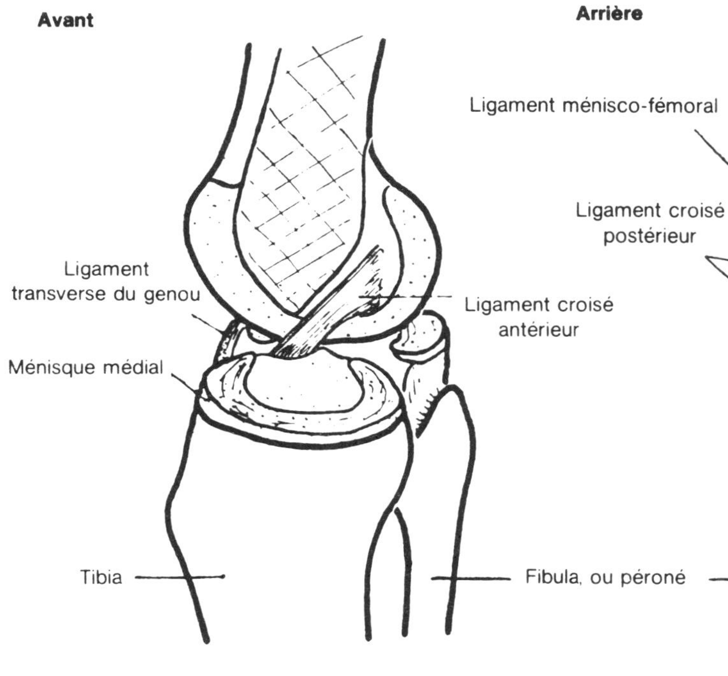

LIGAMENT CROISE ANTERIEUR

(Condyle médial réséqué)

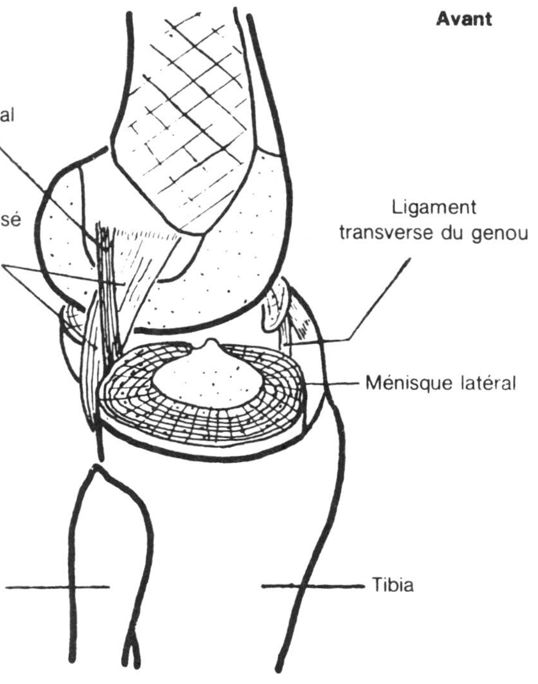

LIGAMENT CROISE POSTERIEUR

(Condyle latéral réséqué)

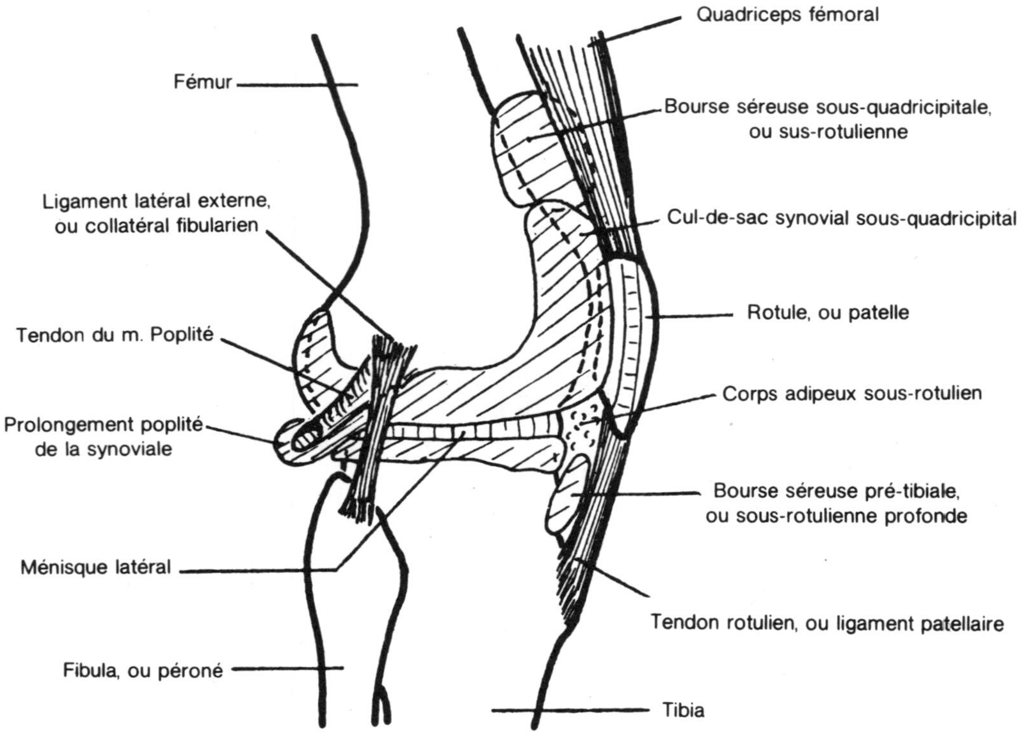

VUE LATERALE DE LA SYNOVIALE DISTENDUE

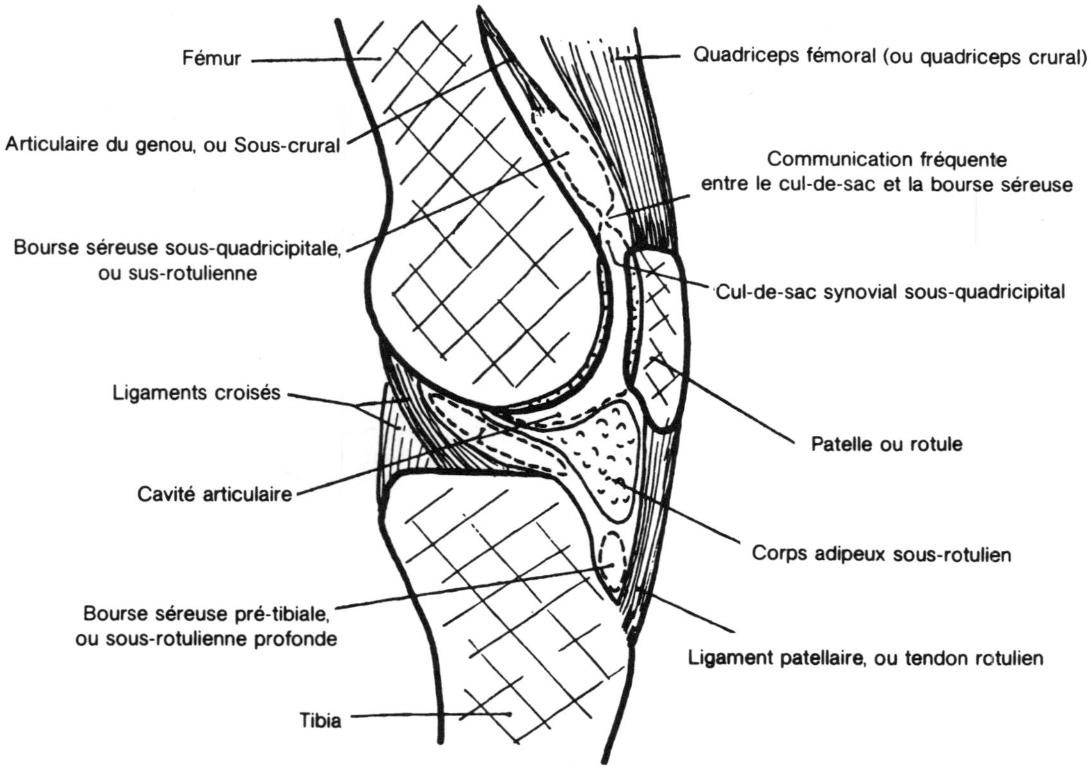

COUPE VERTICALE SAGITTALE DU GENOU

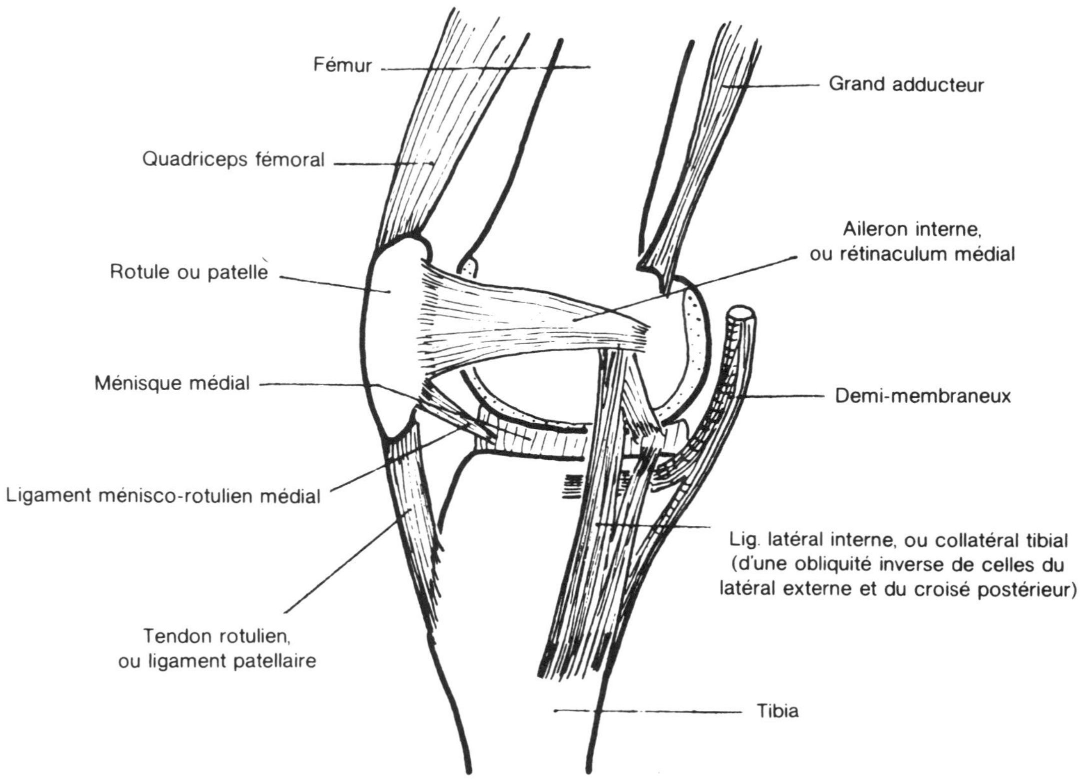

VUE MEDIALE DU GENOU (Capsule réséquée)

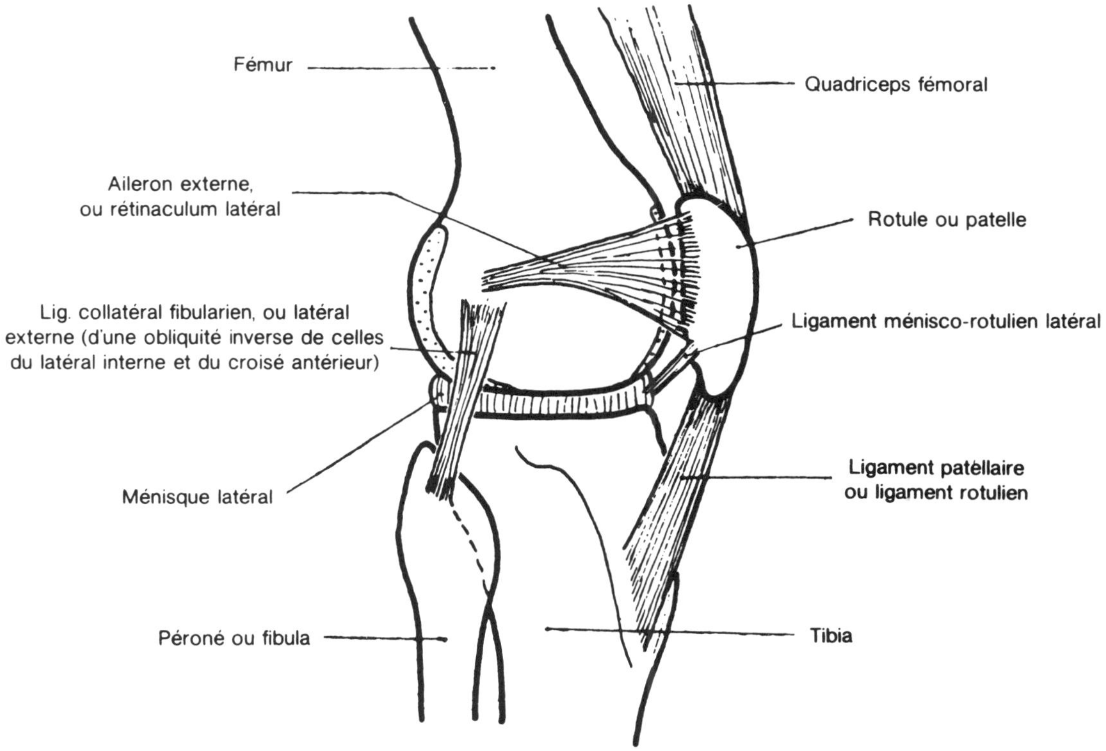

VUE LATERALE DU GENOU (Capsule réséquée)

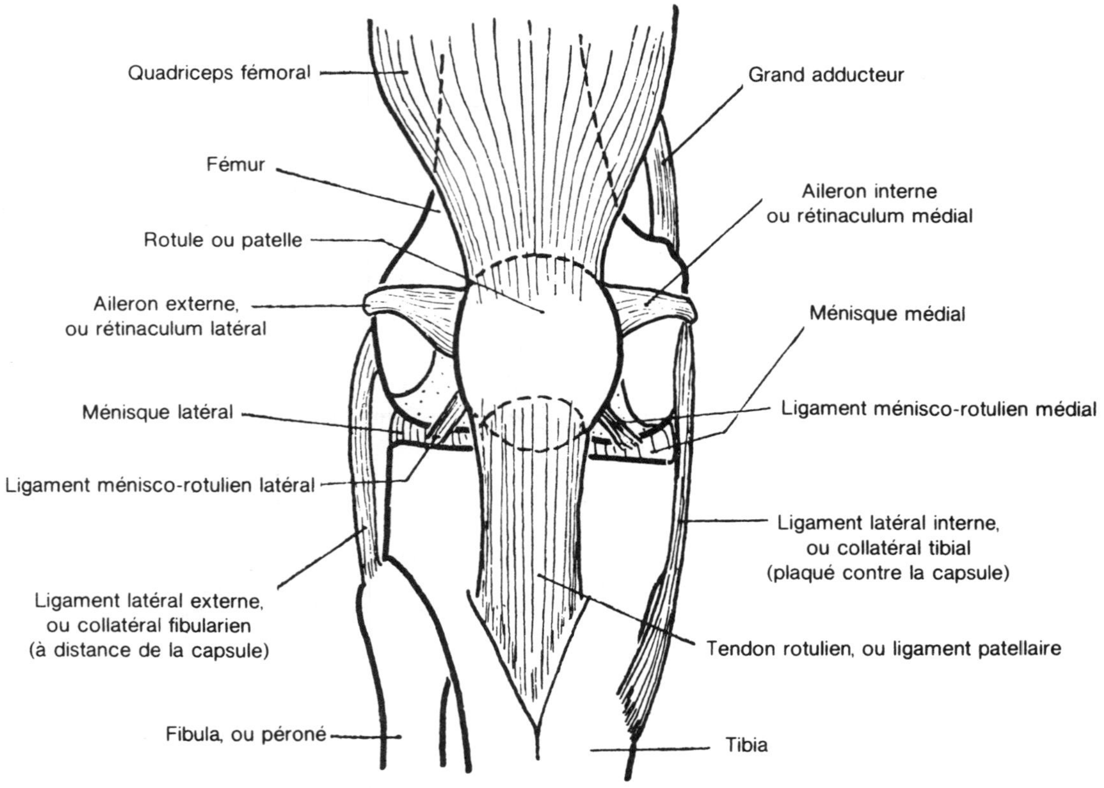

VUE ANTERIEURE DU GENOU (Capsule réséquée)

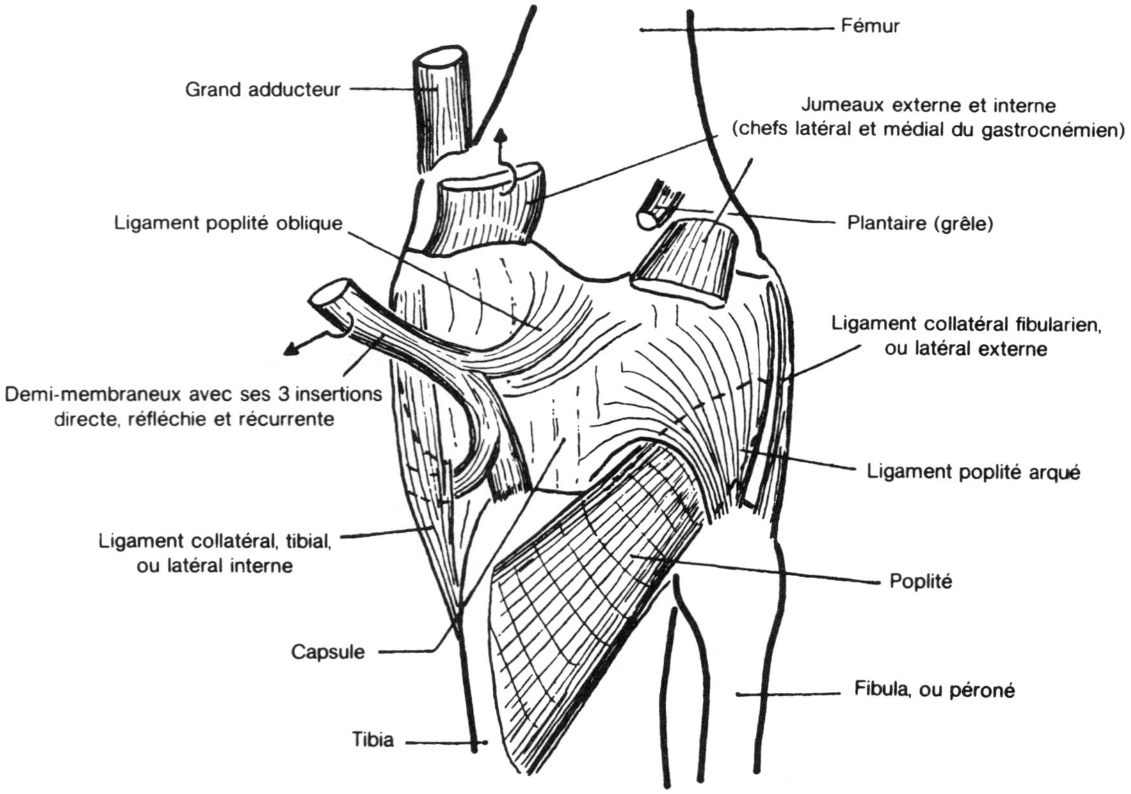

VUE POSTERIEURE DU GENOU

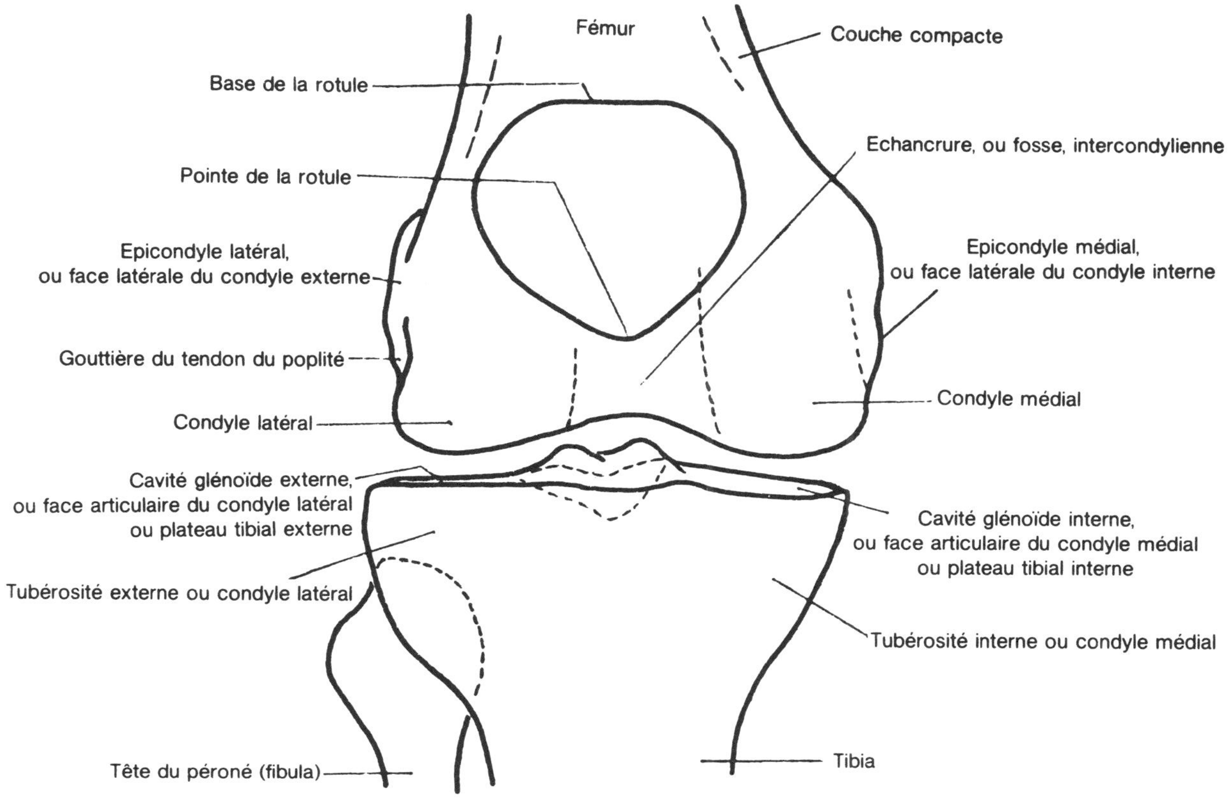

VUE RADIOLOGIQUE DU GENOU DROIT (Face antérieure)

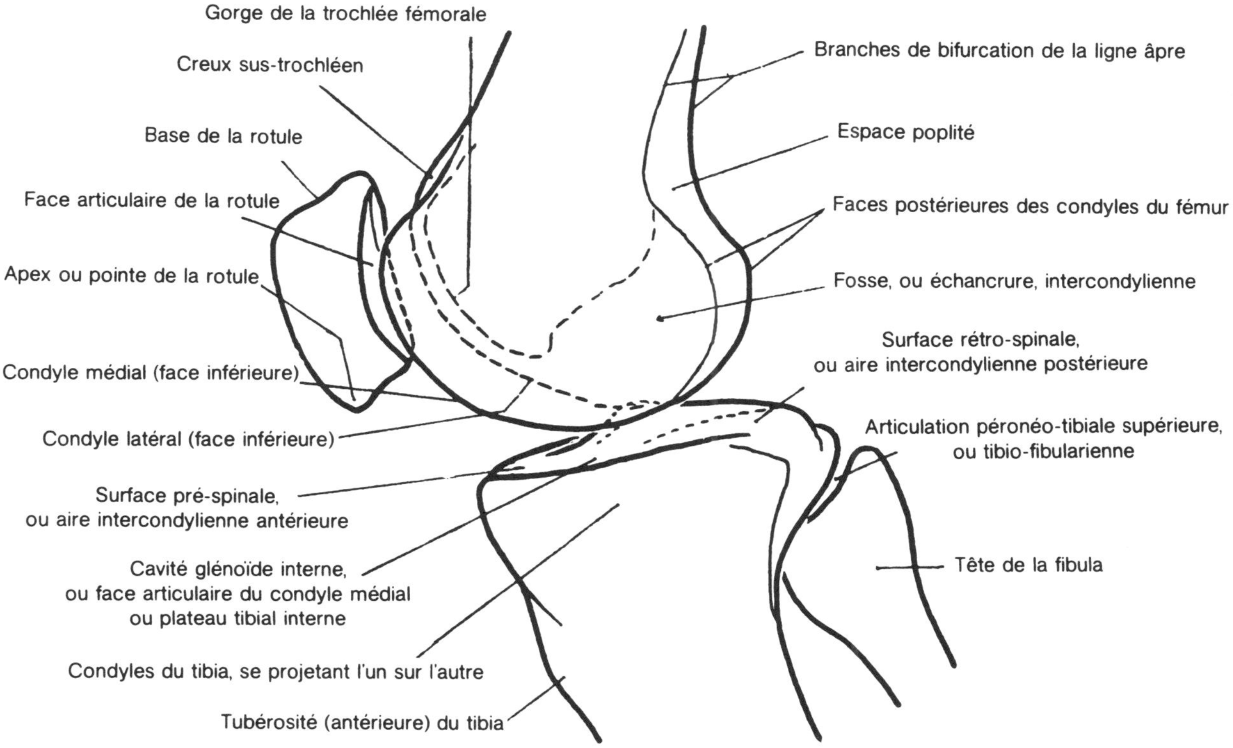

VUE RADIOLOGIQUE DU GENOU DROIT (Profil)

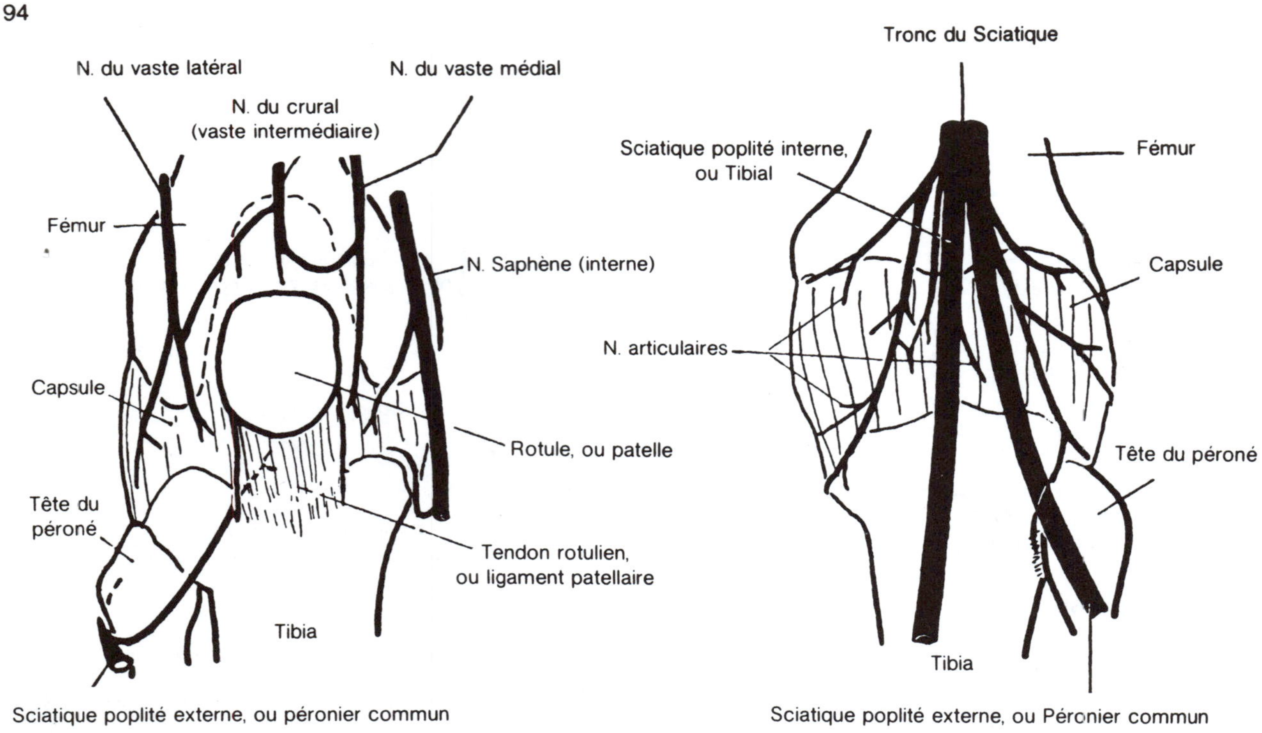

Vue antérieure

Vue postérieure

INNERVATION DE L'ARTICULATION DU GENOU

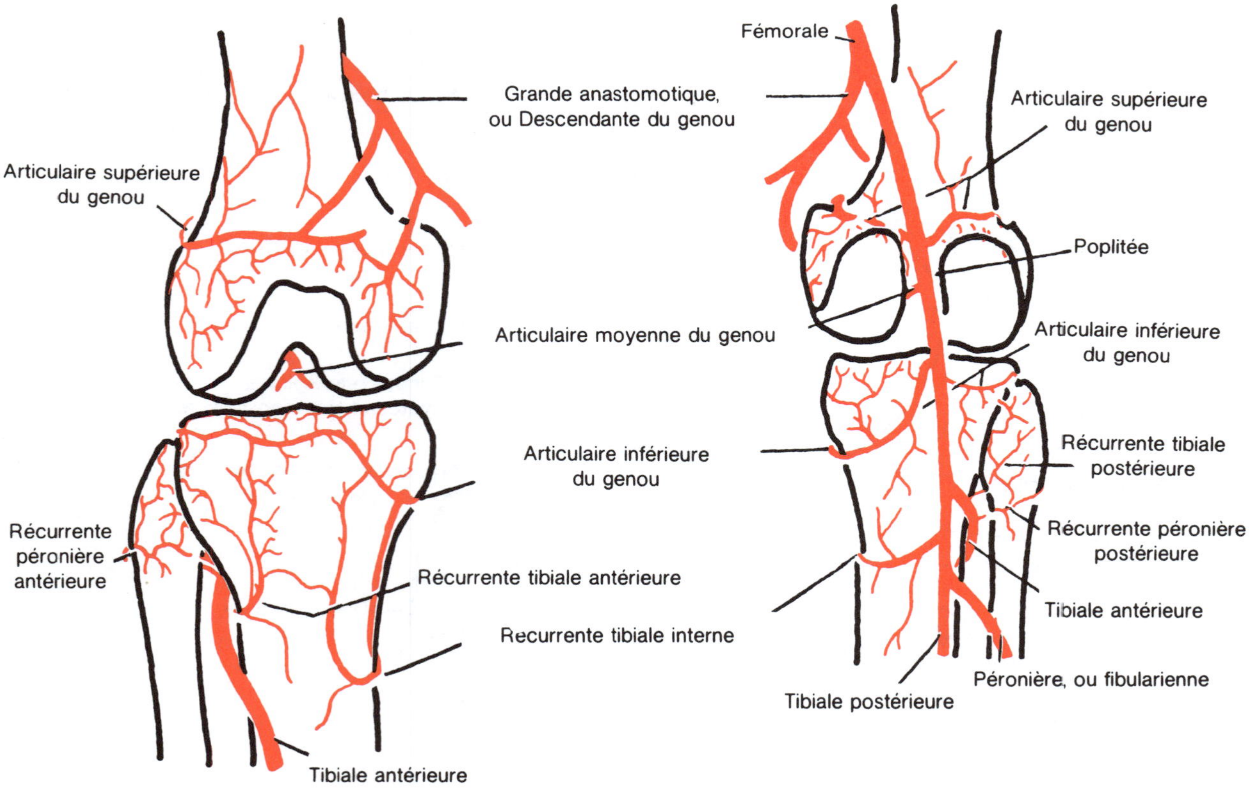

Vue antérieure

Vue postérieure

VASCULARISATION DU GENOU

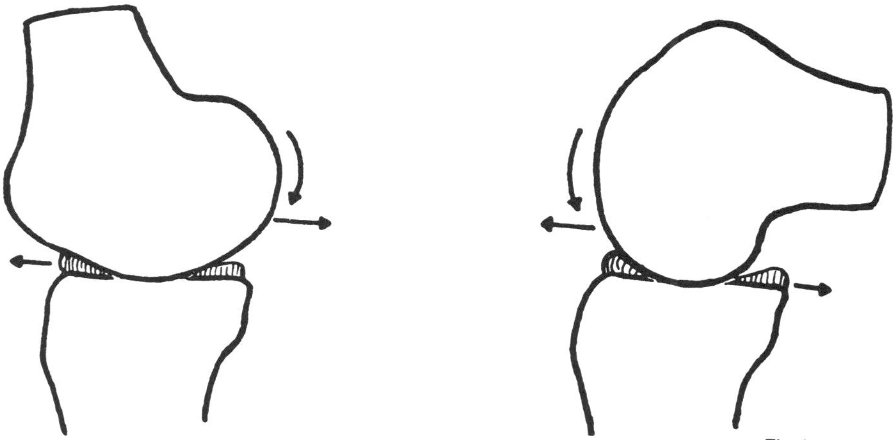

MOUVEMENTS DE L'ARTICULATION DU GENOU

Les mouvements se font dans un axe transversal passant par les condyles, par la combinaison de mouvements de roulement et de glissement; ces derniers sont consécutifs au rayon décroissant des condyles et à la présence des ménisques.

Dans la flexion,
le fémur roule d'avant en arrière et glisse d'arrière en avant;
les ménisques sont poussés vers l'arrière.

Dans l'extension,
le fémur roule d'arrière en avant et glisse d'avant en arrière;
les ménisques sont poussés vers l'avant

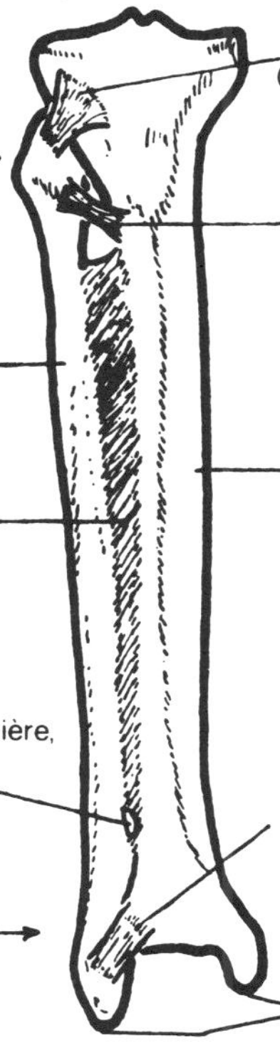

MEMBRANE INTEROSSEUSE DE LA JAMBE (Vue antérieure)

Os du pied

Les os du pied comprennent le tarse, le métatarse et les phalanges. Le tarse se subdivise à son tour en tarse antérieur (5 os) et tarse postérieur (les 2 gros astragale et calcanéum). Par leurs articulations, ces os du pied forment la voûte plantaire.

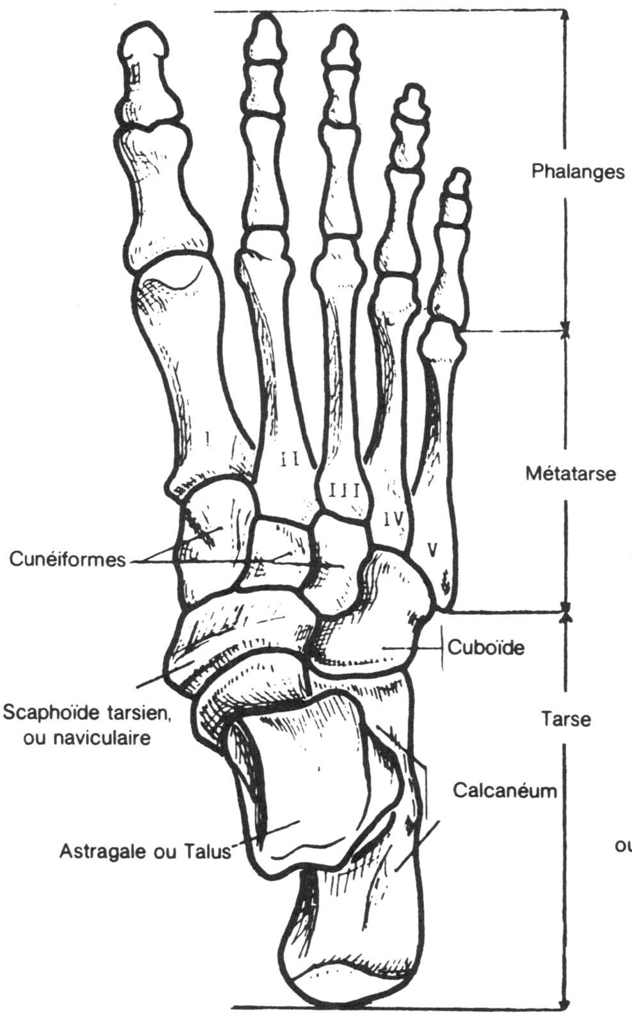

VUE DORSALE DES OS DU PIED

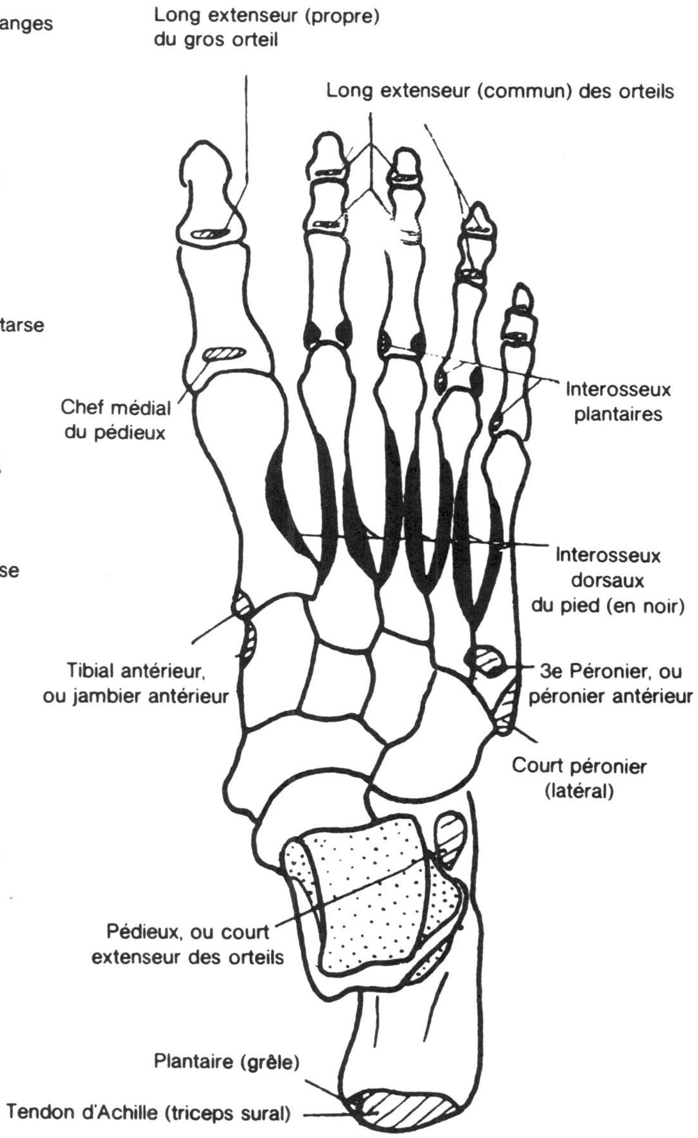

INSERTIONS MUSCULAIRES DORSALES

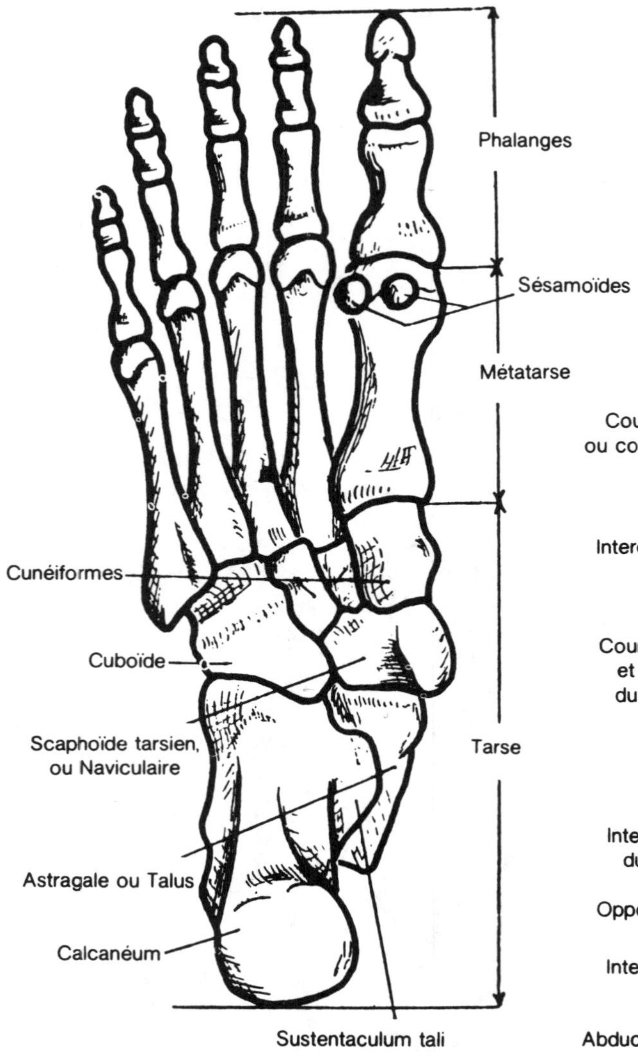

VUE PLANTAIRE DES OS DU PIED

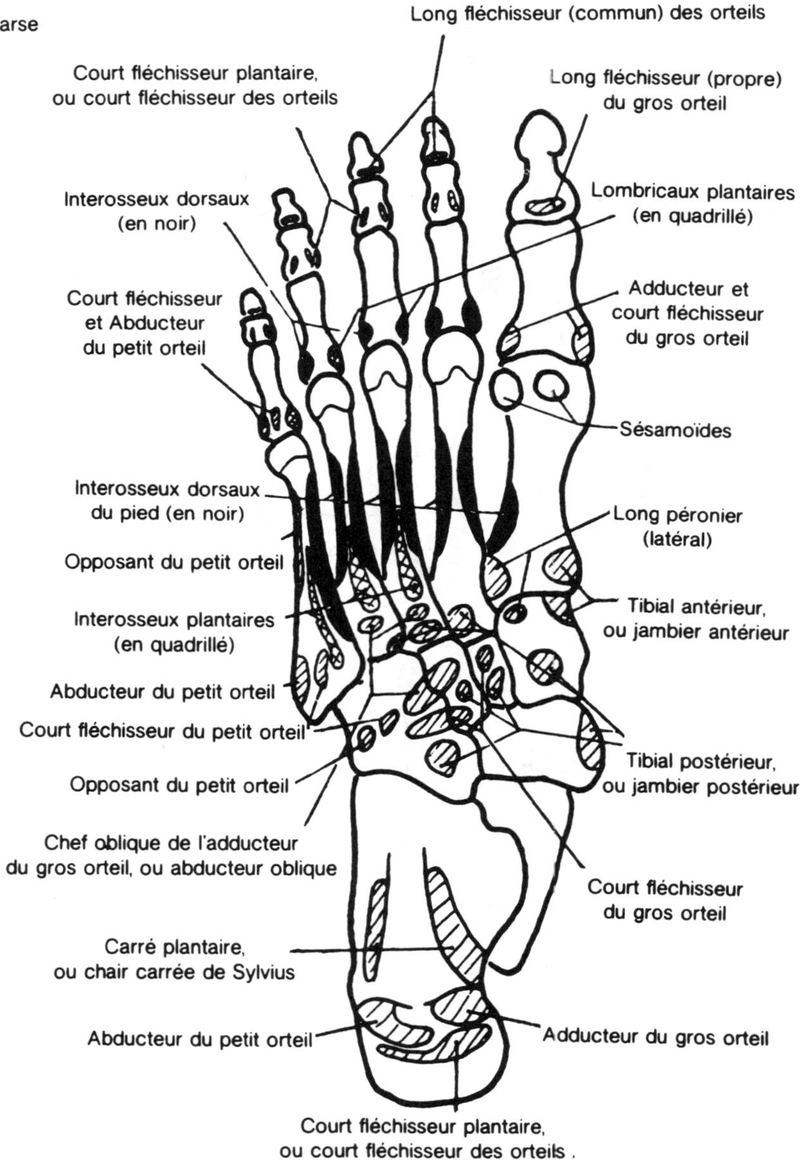

INSERTIONS MUSCULAIRES PLANTAIRES

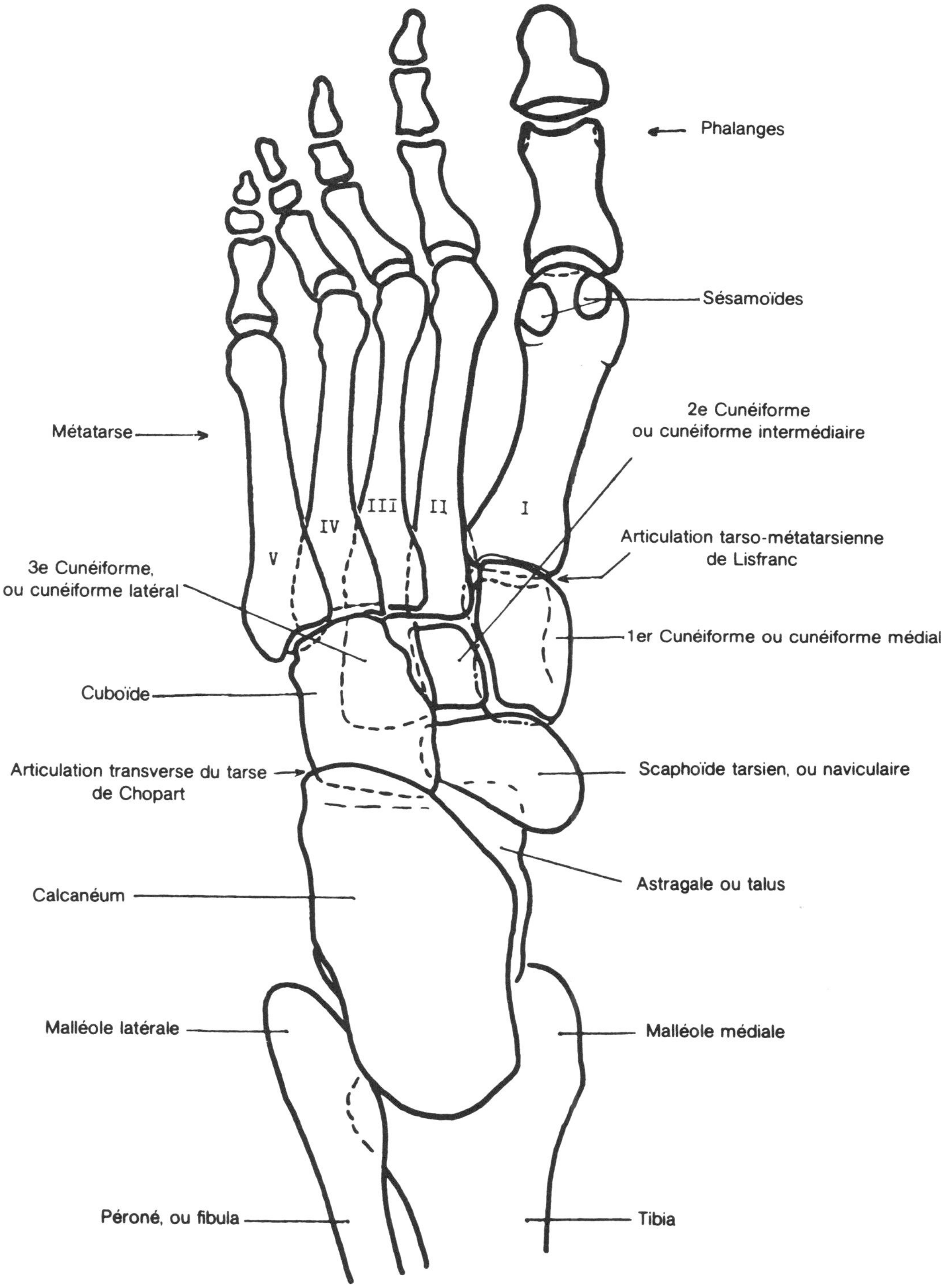

VUE RADIOLOGIQUE DU PIED DROIT (Face plantaire)

La vue radiologique de profil se trouve page 109

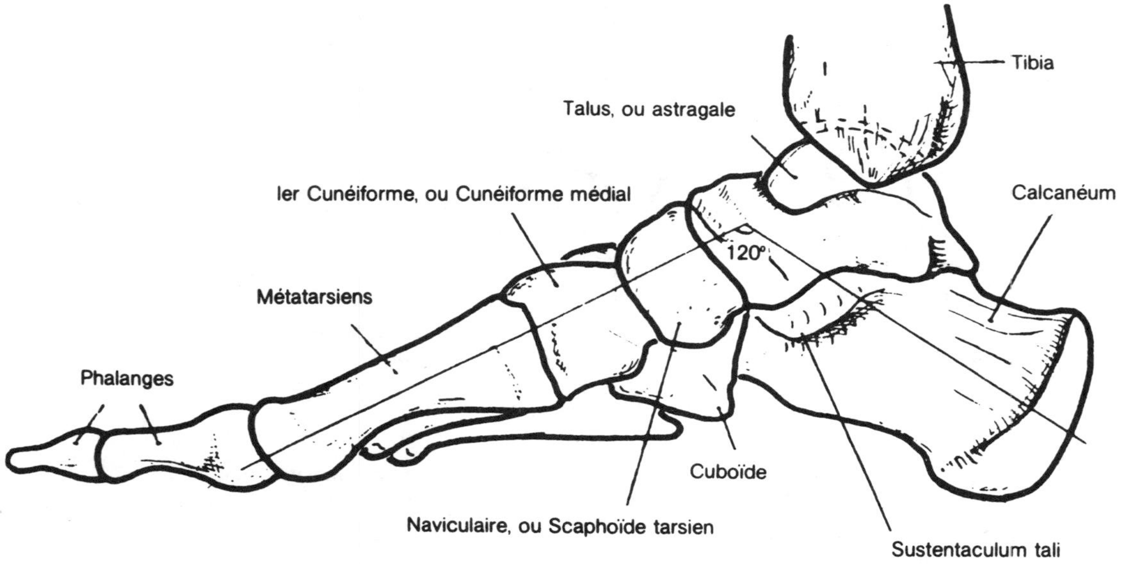

VUE MEDIALE DES OS DU PIED, MONTRANT LA VOÛTE PLANTAIRE LONGITUDINALE

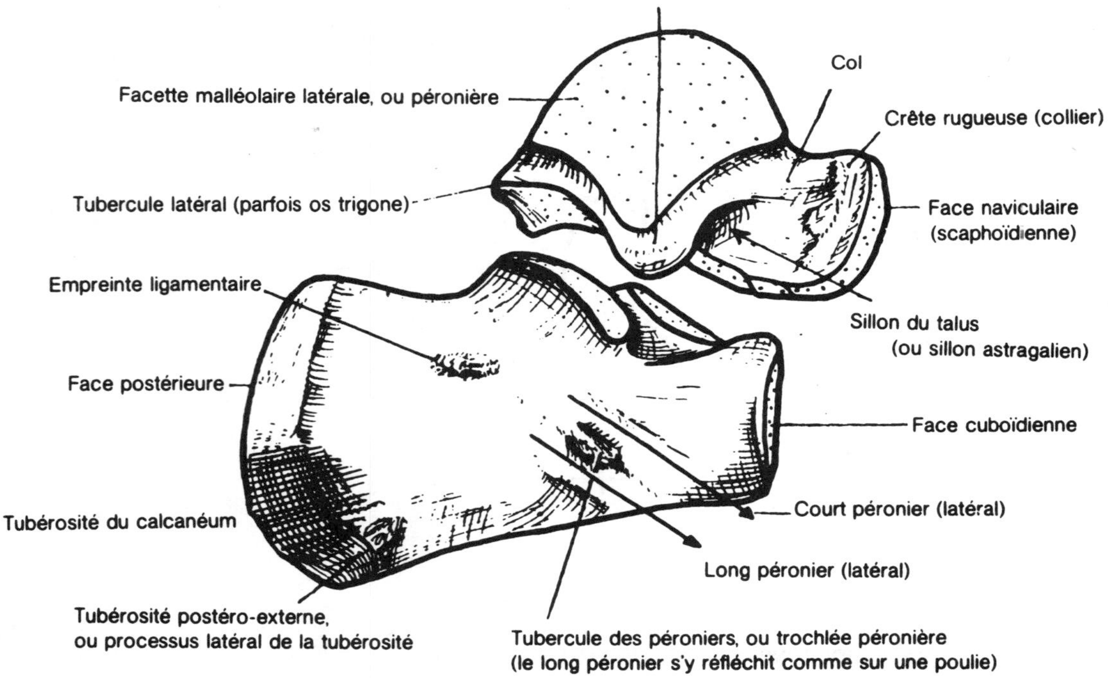

VUE LATERALE DU CALCANEUM ET DE L'ASTRAGALE

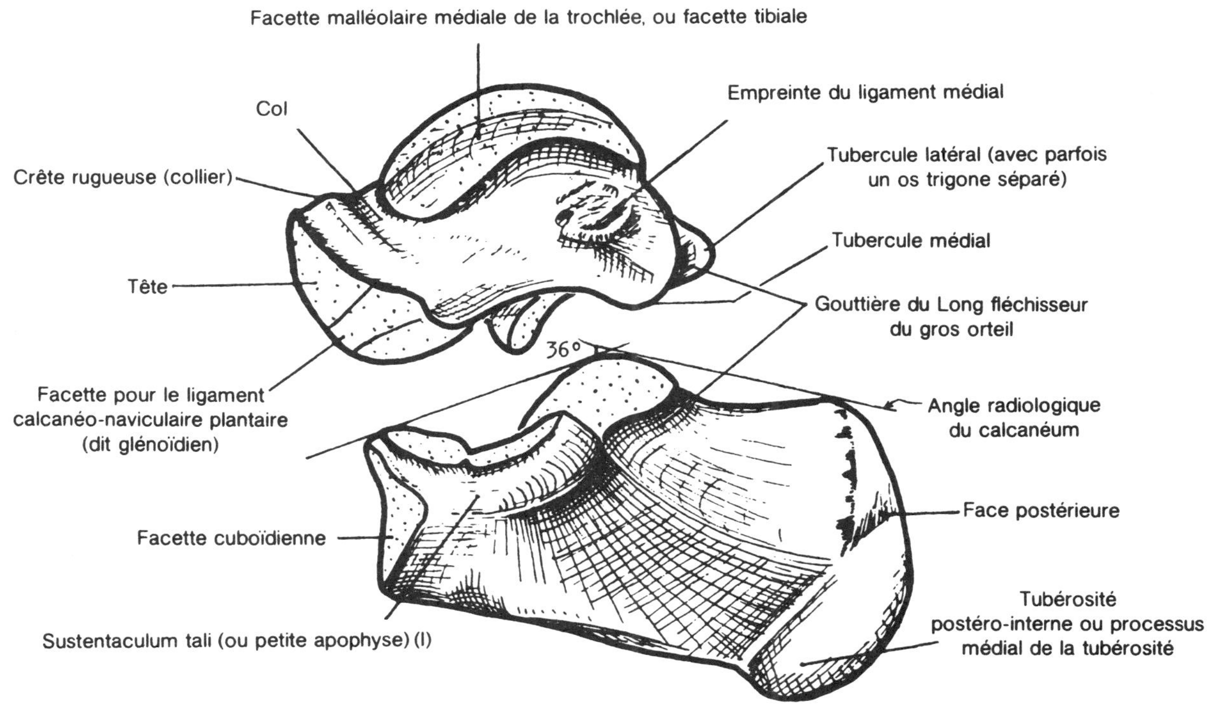

(I) Sustentaculum tali signifie « support du talus ». Il n'y a pas de « grande apophyse », mais seulement une extrémité antérieure.

VUE MEDIALE DU CALCANEUM ET DE L'ASTRAGALE

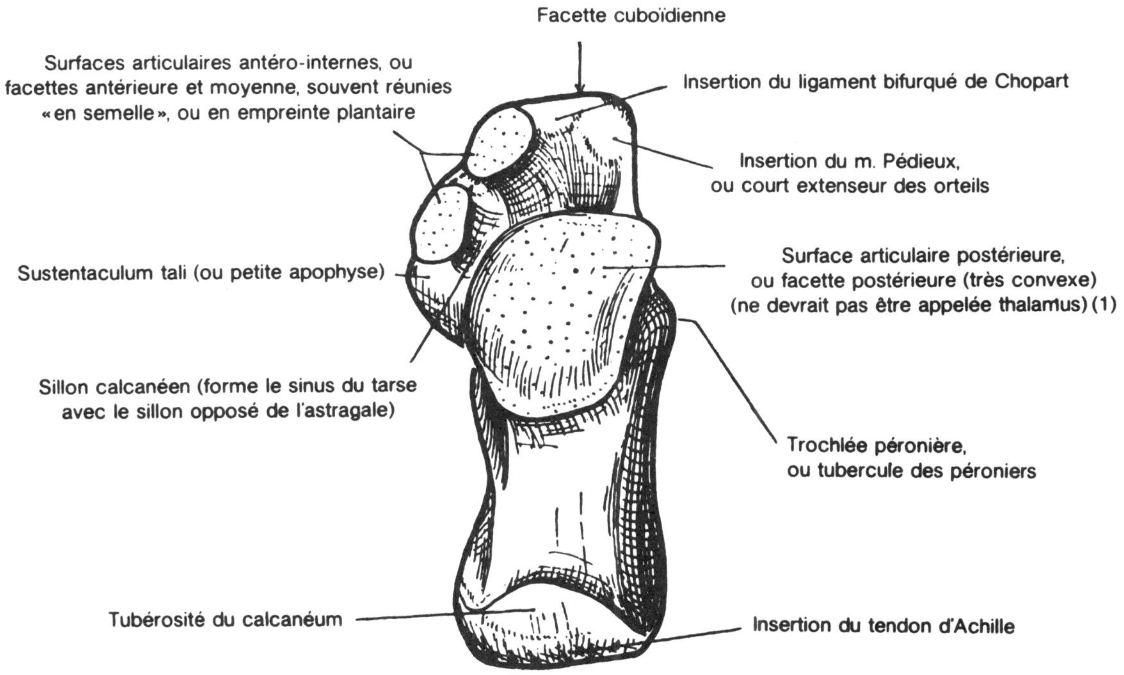

(1) Le terme de « thalamus » est réservé à un noyau du cerveau

VUE SUPERIEURE DU CALCANEUM

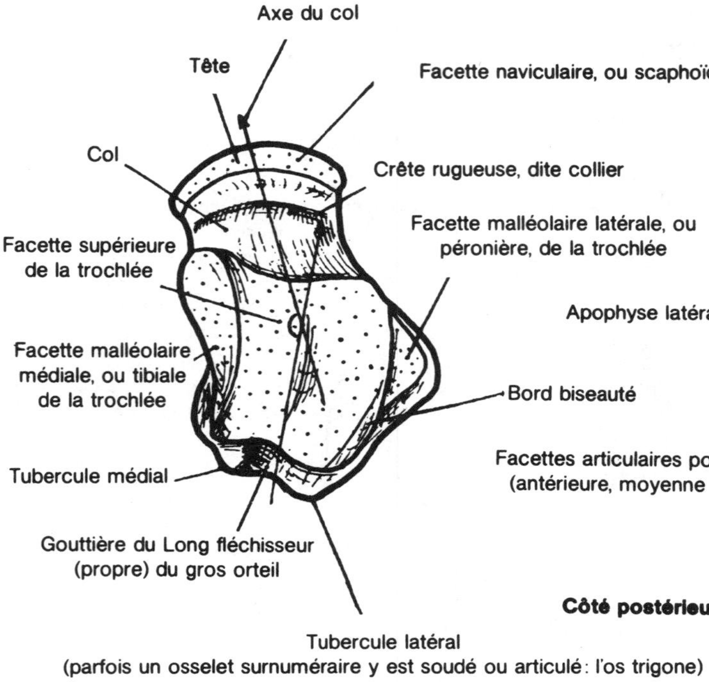

VUE SUPERIEURE DE L'ASTRAGALE

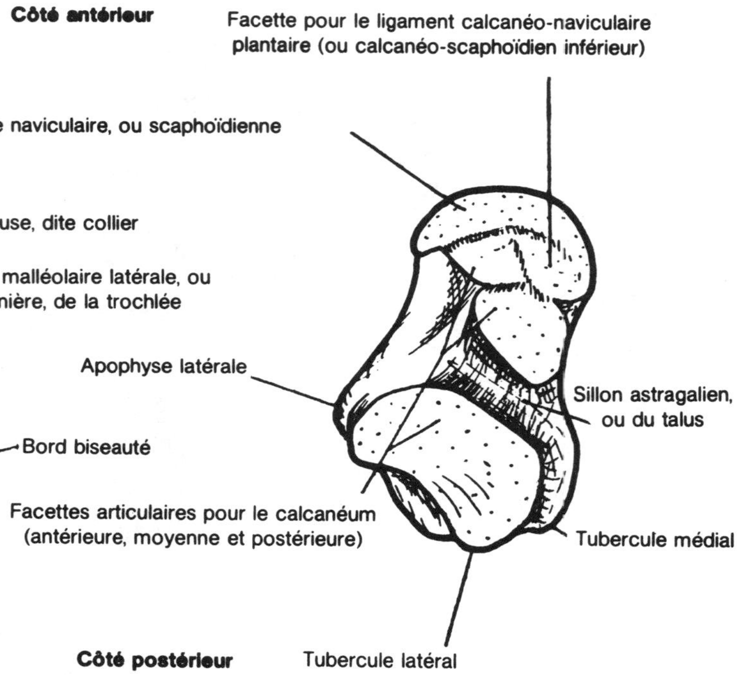

VUE INFERIEURE DE L'ASTRAGALE

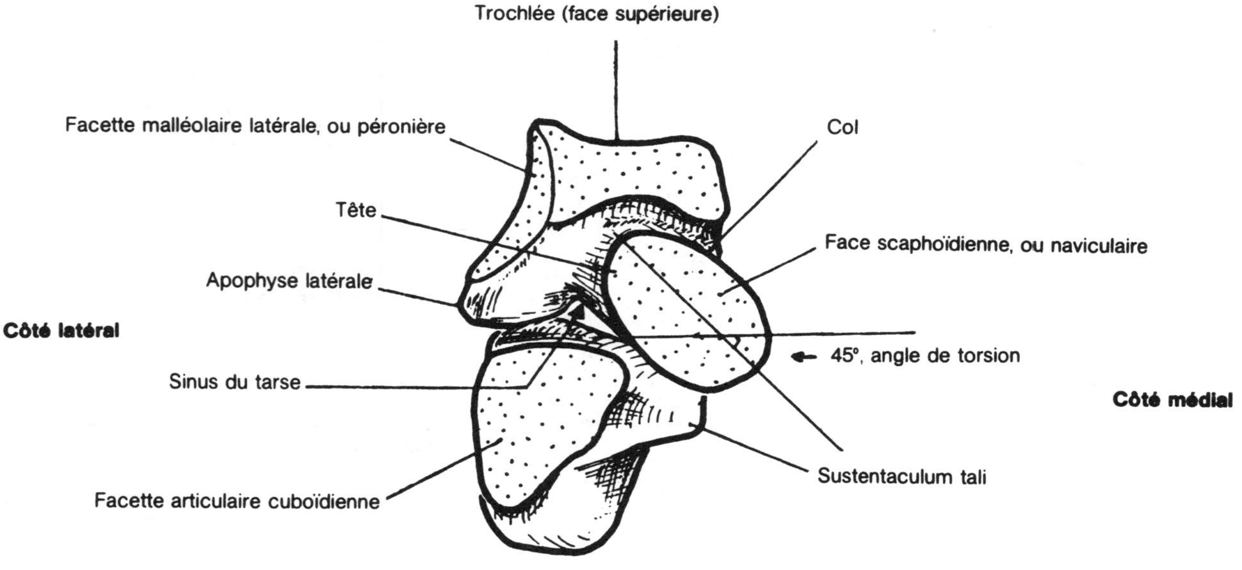

VUE ANTERIEURE DU CALCANEUM ET DE L'ASTRAGALE

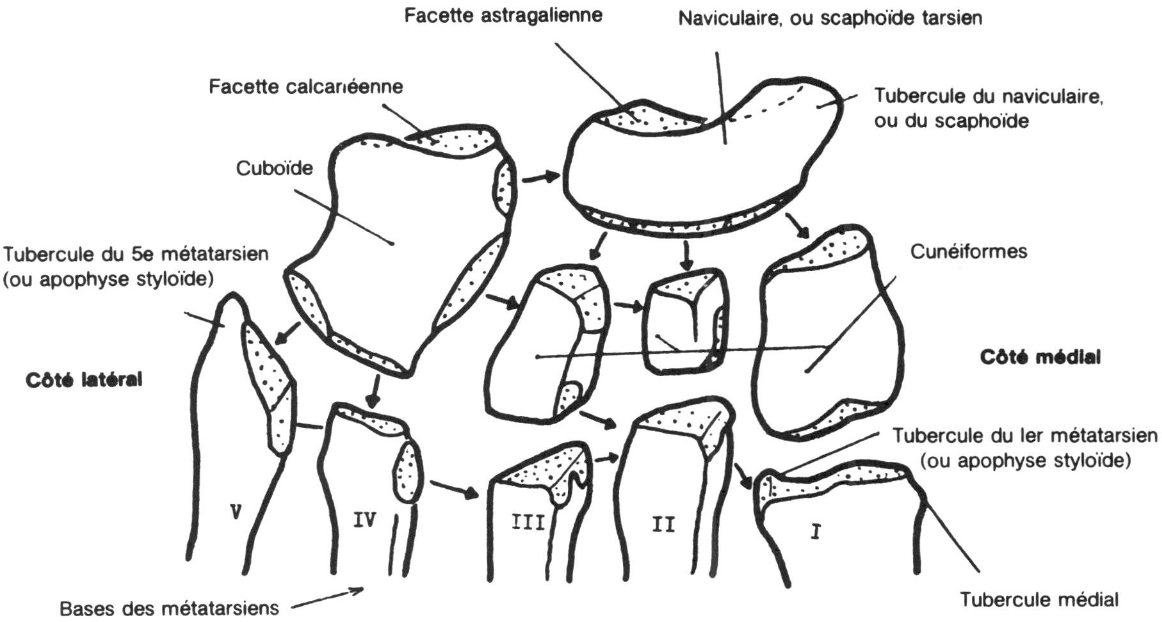

VUE SUPERIEURE DU TARSE ANTERIEUR ET DES BASES DES METATARSIENS

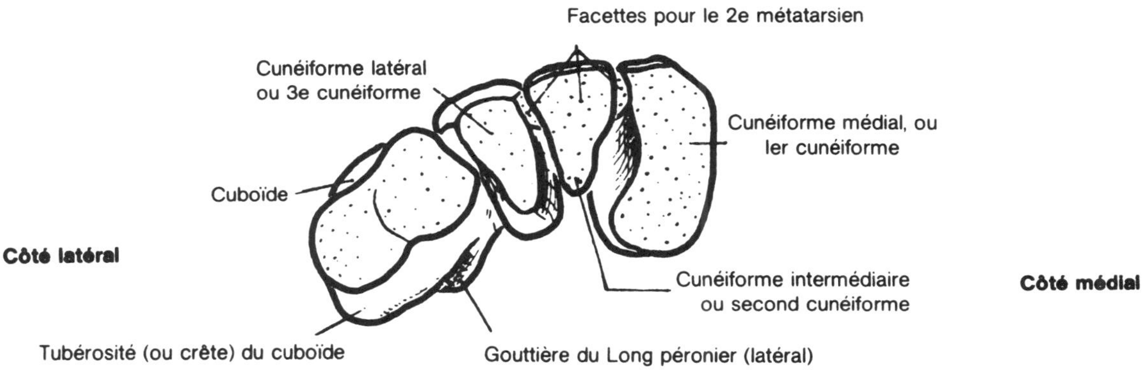

VUE ANTERIEURE DE L'INTERLIGNE TARSO-METATARSIEN DE LISFRANC

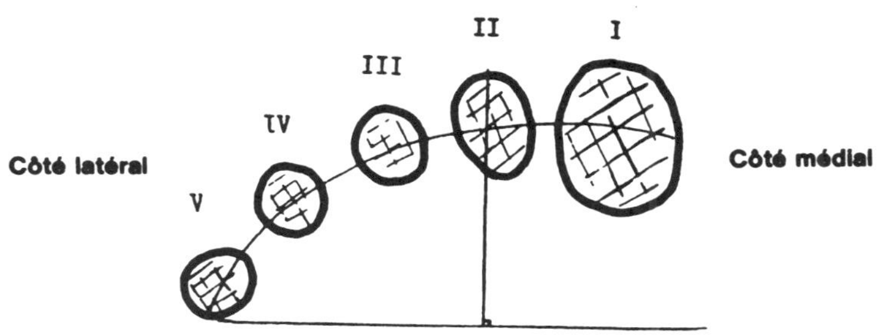

COUPE TRANSVERSALE DU METATARSE, MONTRANT LA VOÛTE PLANTAIRE TRANSVERSALE

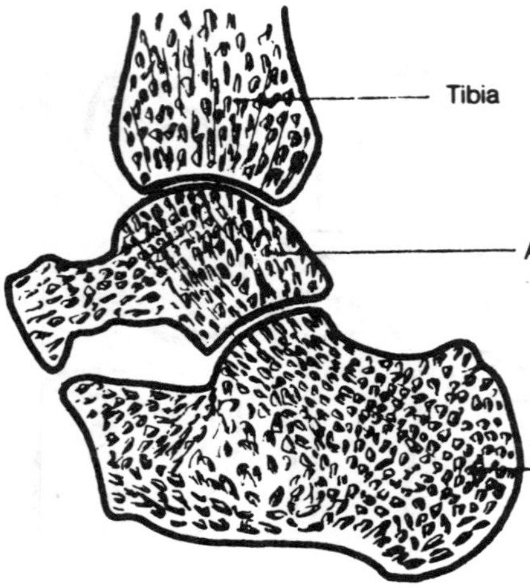

Dans l'astragale, les travées répartissent le poids du corps vers le calcanéum en arrière et vers la palette métatarsienne en avant. Le calcanéum présente un double système ogival, comme un os long.

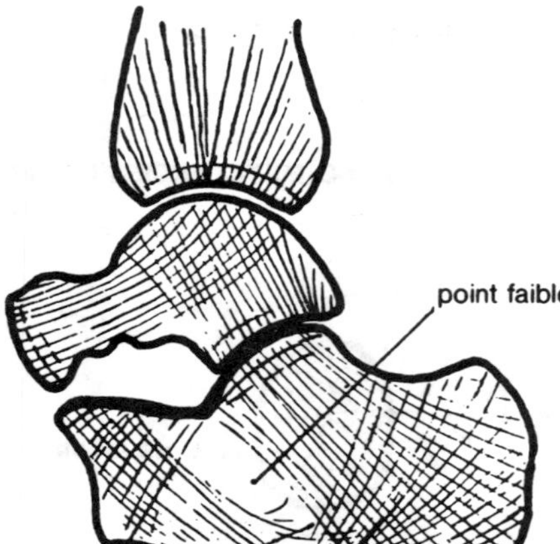

ARCHITECTURE INTERNE DU TARSE POSTERIEUR (Coupe sagittale)

Articulations de la cheville

L'existence des malléoles limite les mouvements de la tibio-tarsienne à la flexion-extension. Les mouvements de latéralité se font dans l'articulation sous-astragalienne qui, avec la tibio-tarsienne, forme la cheville.

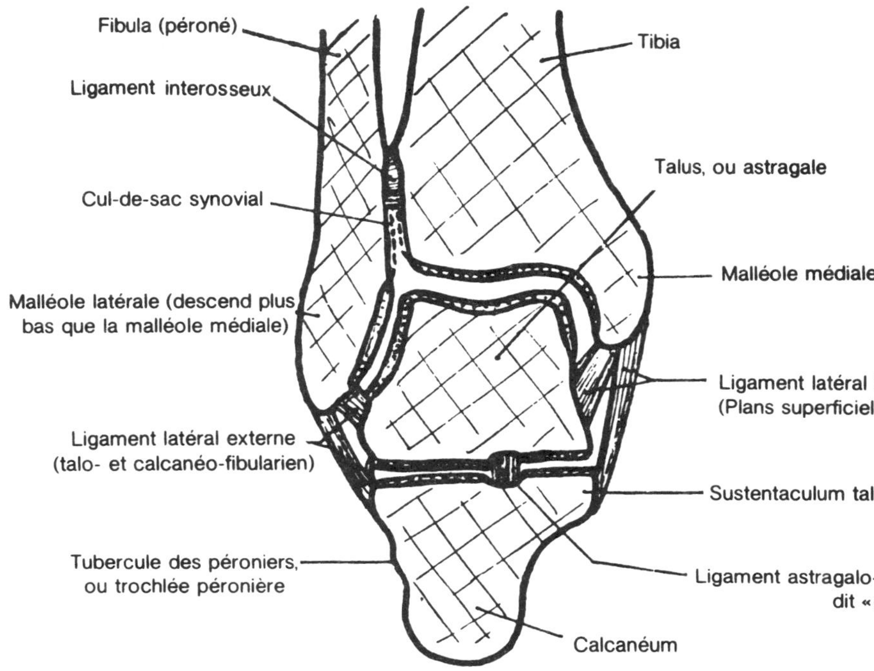

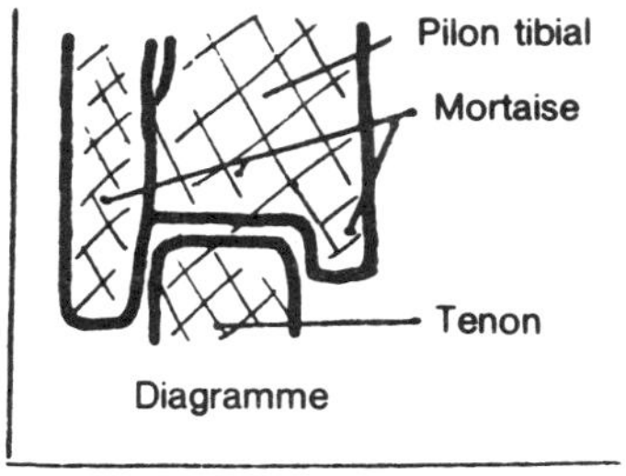

COUPE VERTICALE SCHEMATIQUE DES ARTICULATIONS DE LA CHEVILLE

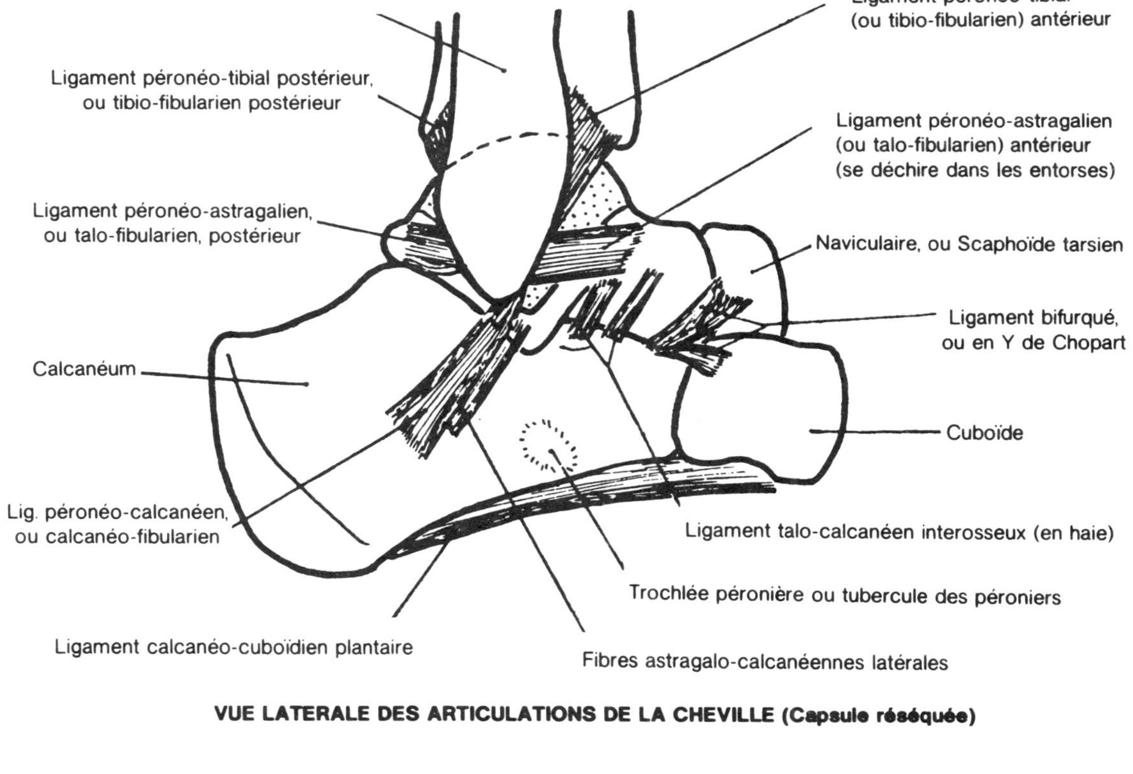

VUE LATERALE DES ARTICULATIONS DE LA CHEVILLE (Capsule réséquée)

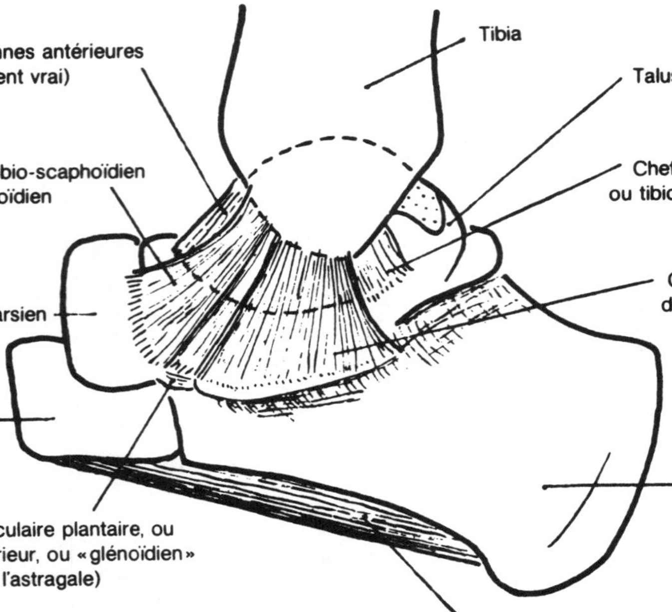

LIGAMENT LATERAL INTERNE, OU DELTOÏDIEN (Capsule réséquée)

(Pour Rouvière, le ligament deltoïdien ne comprend que le chef superficiel, tibio-calcanéen, du ligament latéral interne; ici il comprend les trois chefs).

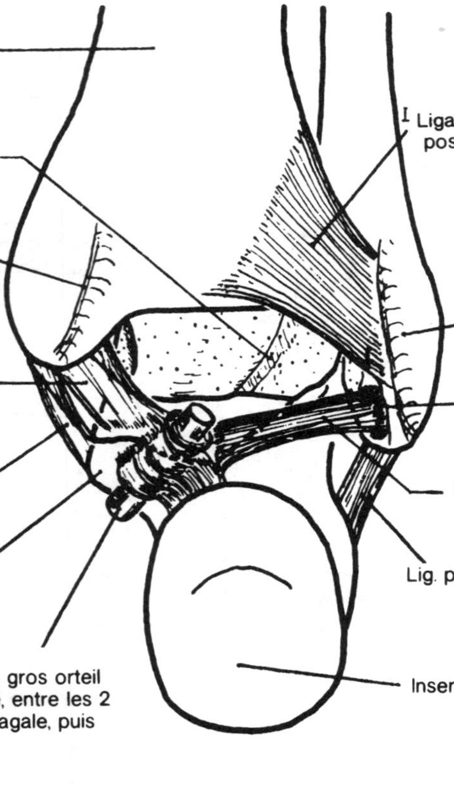

VUE POSTERIEURE DE LA TIBIO-TARSIENNE (Capsule réséquée)

ARTICULATIONS SOUS-ASTRAGALIENNE ET MEDIO-TARSIENNE DE CHOPART

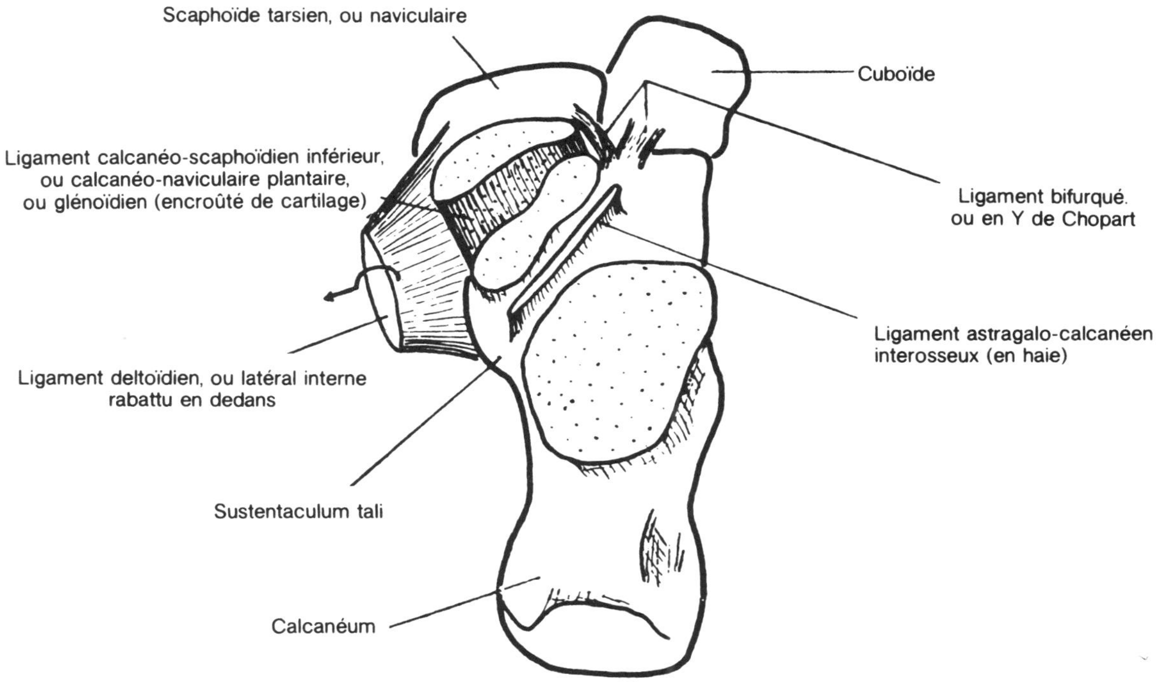

ARTICULATION ASTRAGALO-CALCANEO-SCAPHOÏDIENNE (après suppression de l'astragale)

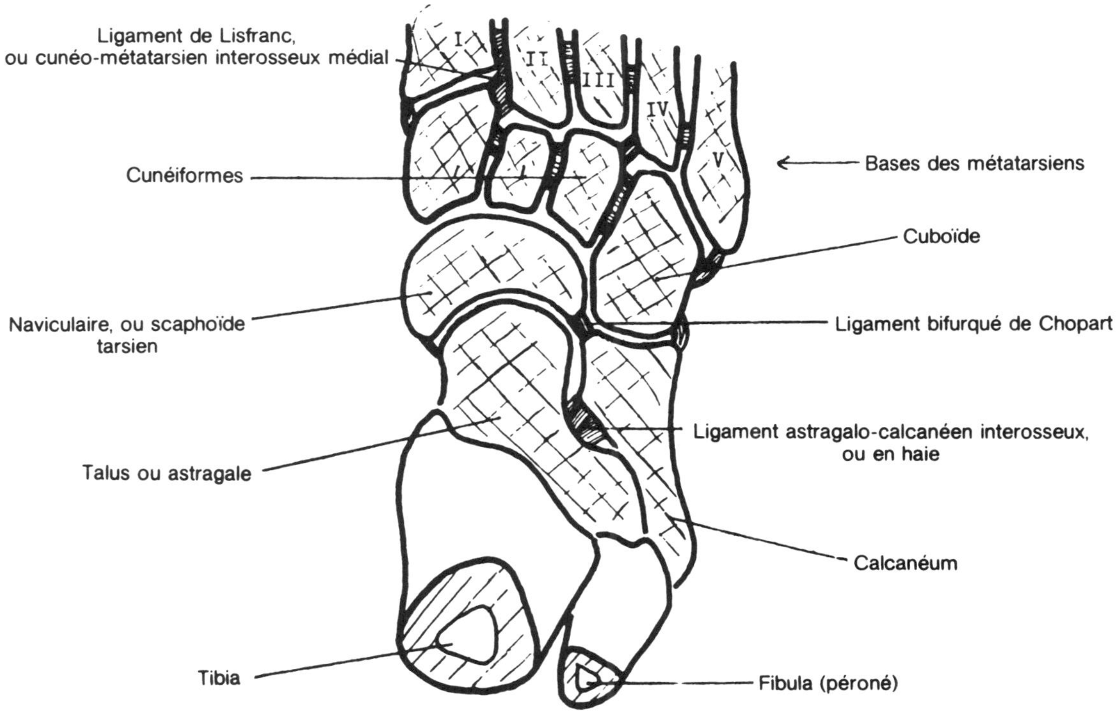

VUE SUPERIEURE D'UNE COUPE HORIZONTALE DU PIED

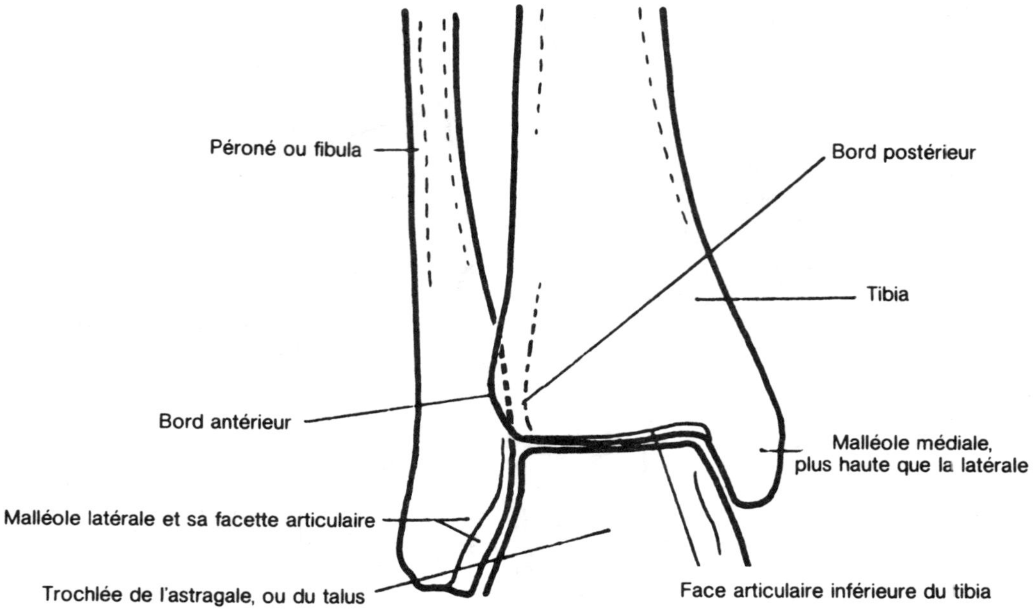

Face

Quand l'extrémité inférieure du péroné n'empiète plus, ou à peine, sur l'extrémité inférieure du tibia on dit qu'il y a « diastasis » pathologique, c'est-à-dire subluxation de la péronéo-tibiale inférieure.

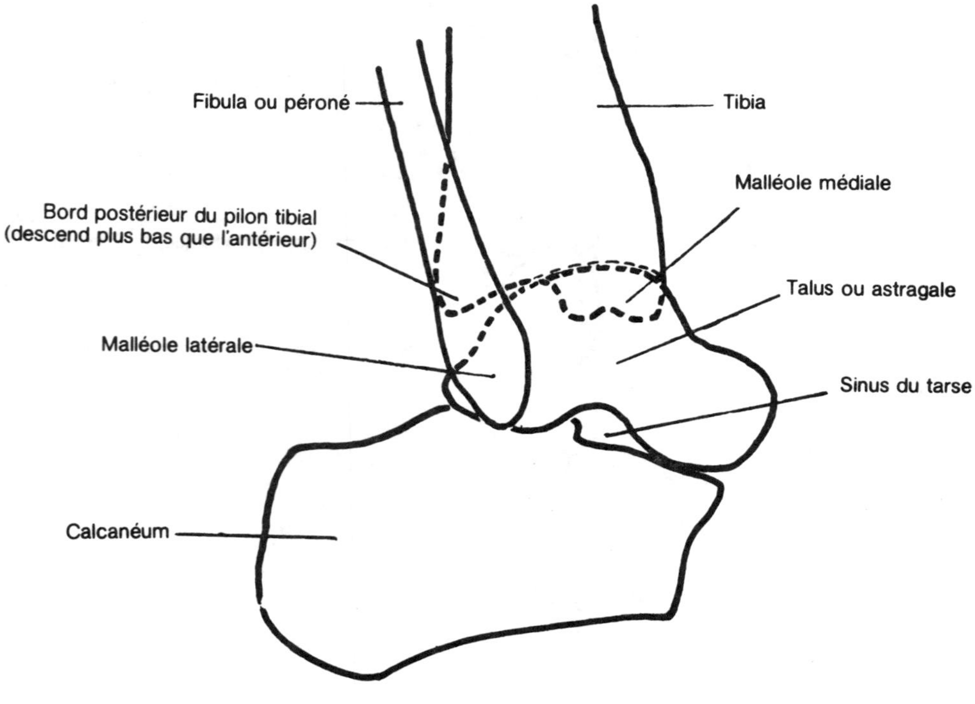

Profil externe

VUE RADIOLOGIQUE DE LA TIBIO-TARSIENNE

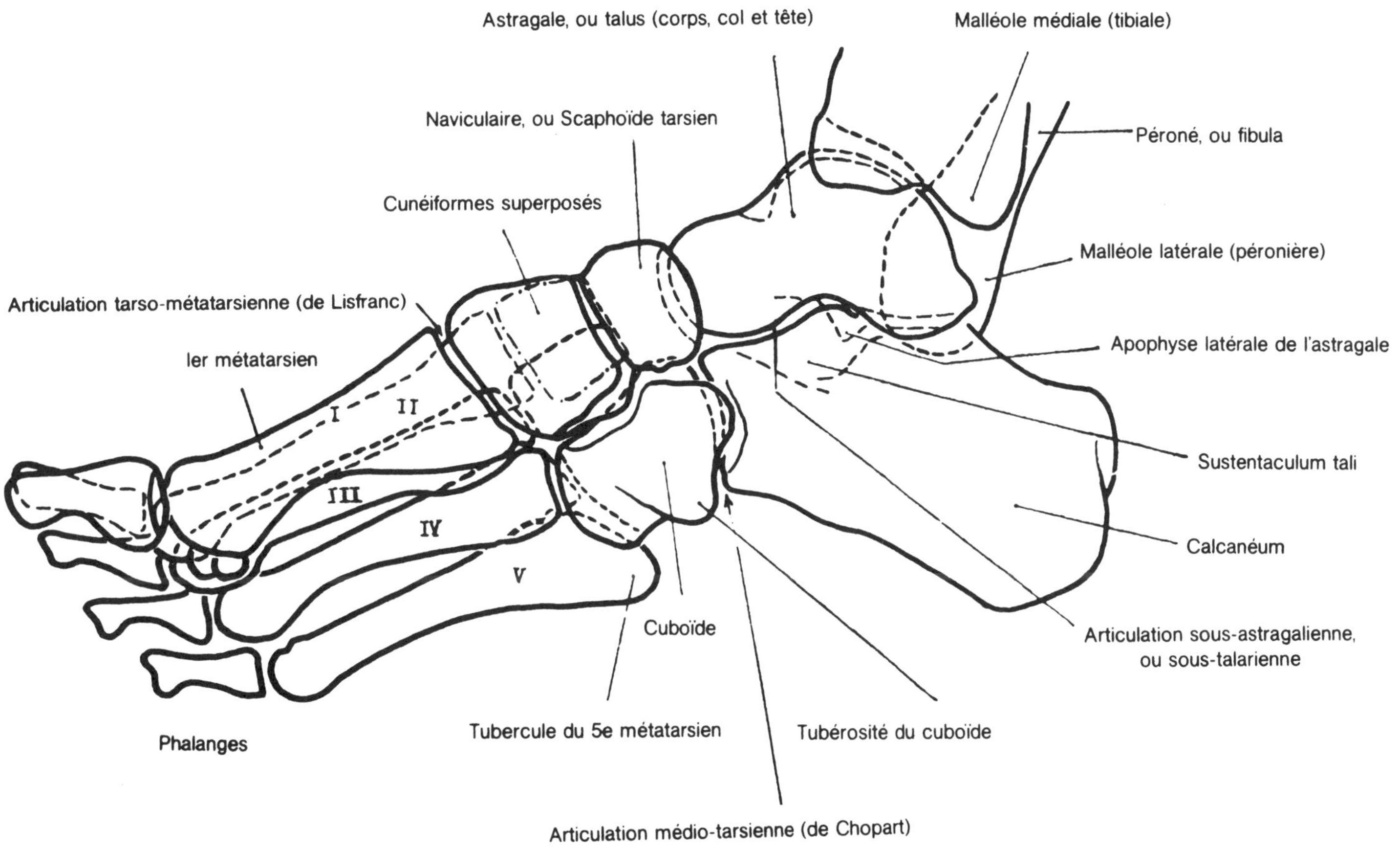

VUE RADIOLOGIQUE DU PIED DE PROFIL

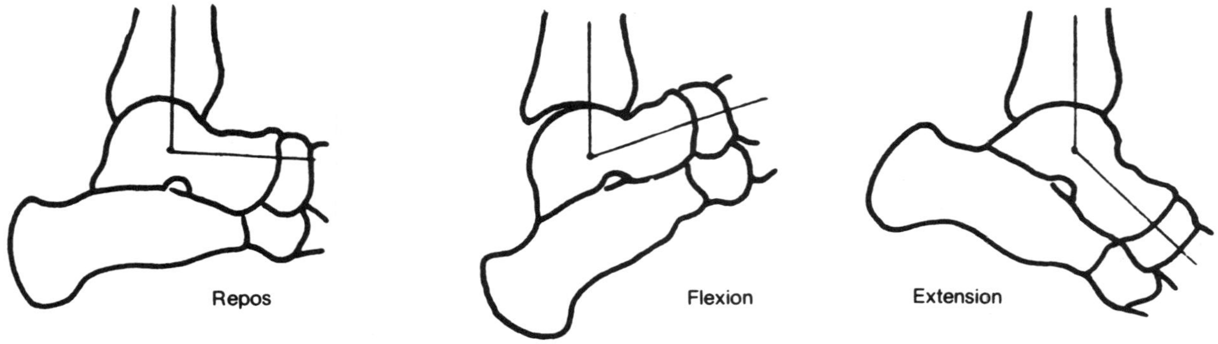

MOUVEMENTS DE LA TIBIO-TARSIENNE

Par suite de la présence des malléoles, les mouvements sont limités à la flexion-extension, autour d'un axe à peu près transversal, celui de la poulie astragalienne. Comme celle-ci est plus étroite en arrière qu'en avant, des petits mouvements de latéralité peuvent se produire dans l'extension complète. Mais les mouvements de latéralité du pied se font essentiellement dans la médio-tarsienne et la sous-astragalienne.

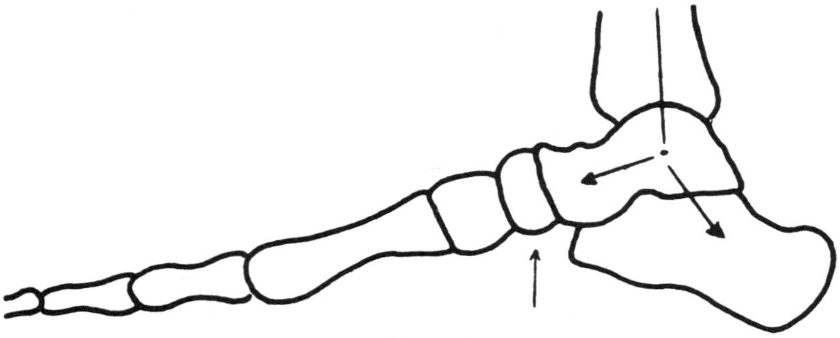

LA VOÛTE PLANTAIRE

La voûte plantaire est allongée d'avant en arrière, et peu étendue transversalement ; son sommet est au bord médial du naviculaire (scaphoïde). Le poids du corps, transmis par le tibia, se répartit en arrière vers le calcanéum, en avant vers la palette métatarsienne.

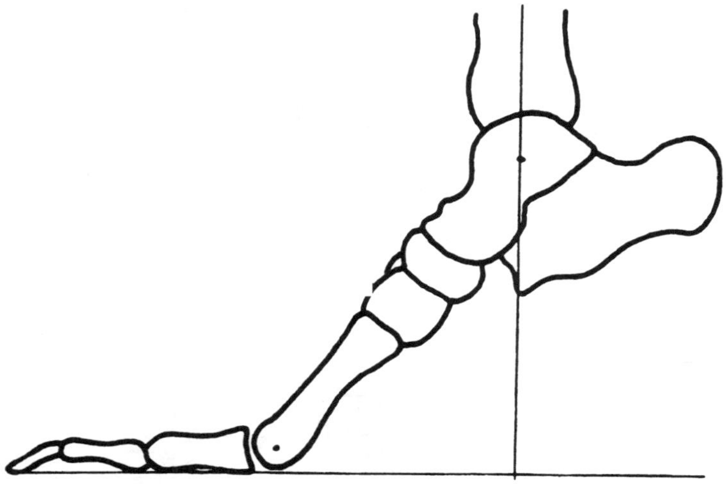

MOUVEMENTS DU PIED

Dans la marche et l'extension du pied, les mouvements se font autour de deux axes : celui de la tibio-tarsienne et ceux des métatarso-phalangiennes ; les articulations intermédiaires de la voûte plantaire jouent peu et se bornent à assurer la souplesse des mouvements.

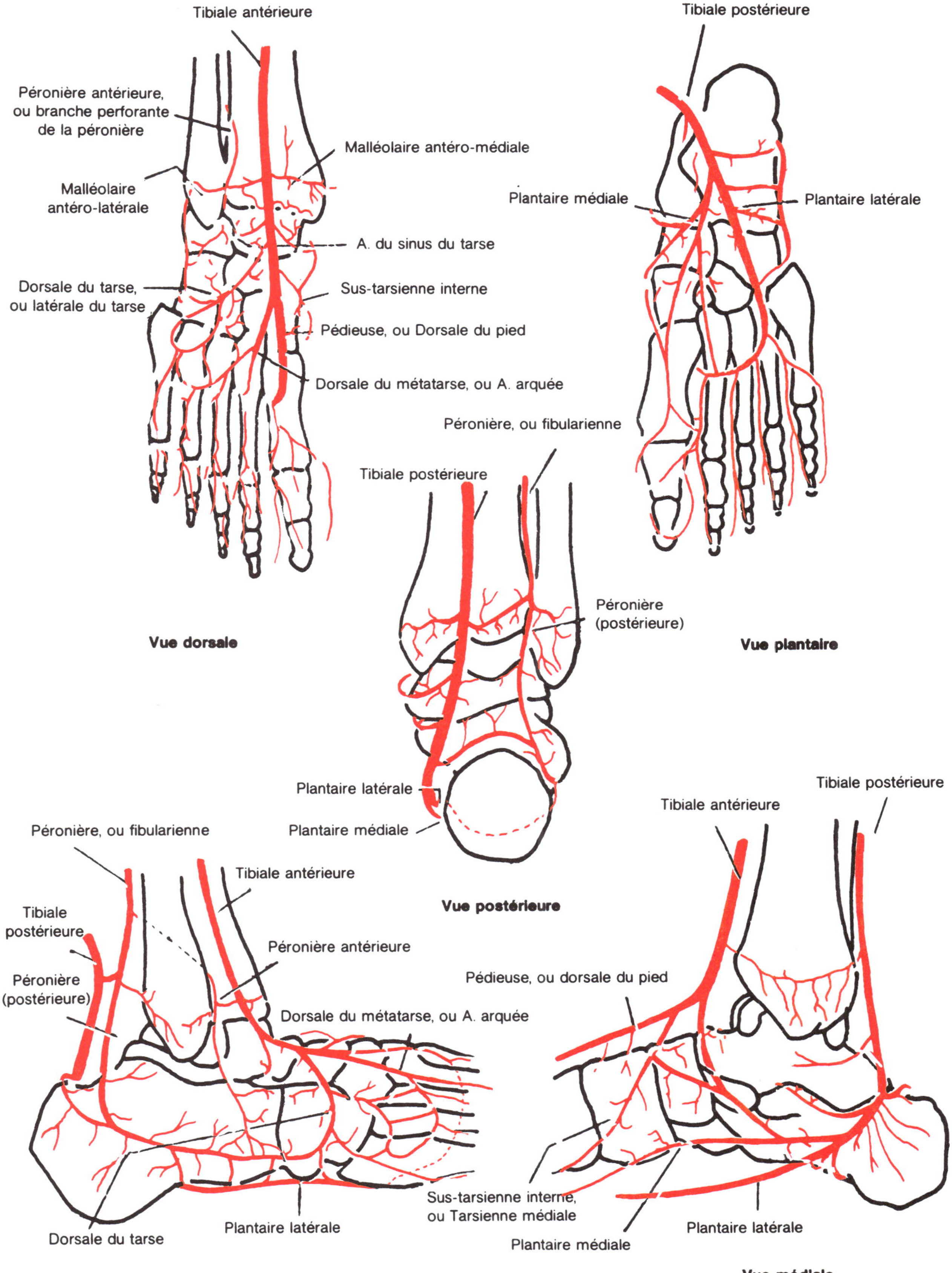

VASCULARISATION DE LA CHEVILLE

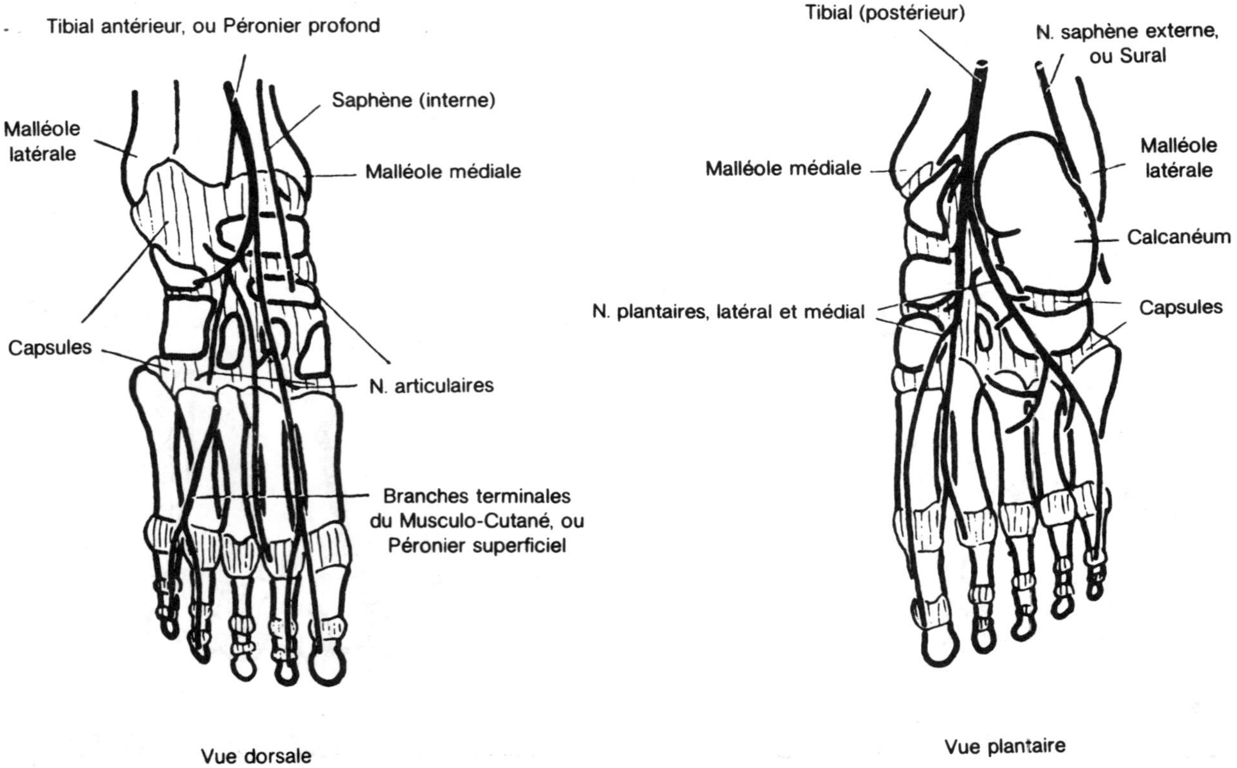

INNERVATION DE LA CHEVILLE ET DU PIED

Achevé d'imprimer sur les presses de l'Imprimerie CHIRAT
42540 Saint-Just-la-Pendue
N° 8607